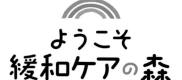

ようこそ
緩和ケアの森

オピオイドの
使い方

シリーズ監修　　シリーズ編集
森田達也　　柏木秀行

著　中山隆弘　名越康晴　平塚裕介

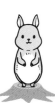

南江堂

シリーズ監修

森田　達也
（聖隷三方原病院緩和支持治療科）

シリーズ編集

柏木　秀行
（飯塚病院連携医療・緩和ケア科）

執　筆

中山　隆弘
（飯塚病院連携医療・緩和ケア科）

名越　康晴
（札幌南徳洲会病院内科・緩和ケア内科）

平塚　裕介
（竹田綜合病院緩和医療科）

シリーズ監修にあたって
～緩和ケアの森をのぞいてみませんか？～

「緩和ケア」という森にはいろんな木が生えている．すでに大木となったケヤキは「痛み」とか「オピオイド」だろうか――どこからどのように話を聞いていっても，知らない幹，知らない枝が目の前に展開されていく．一方で，カエデやツバキのように，大木というわけではないが，季節や時間によって見える姿を変える木々もある――緩和ケアでは呼吸困難や消化器症状であろうか．働いている環境や経験年数によって，見える木々の種類も違ってくる．

森全体を見て，ああ照葉樹林だね，里山って感じだね～～，この辺は針葉樹だねえ，神秘的だねえ…そのような見方もいいが，一本一本の木をもっとよく見たいという人も多いに違いない．本シリーズは，最近にしては珍しく緩和ケアの森まとめて1冊ではなく，領域ごとに木の1つひとつを見ることのできるようにデザインされた著作群である．教科書やマニュアルでは，他の領域との兼ね合いでそれほど分量を割くことのできない1つひとつの話題を丁寧に追っていくことで，緩和ケアという森に生えている「いま気になっている木」「いつも気になっている木」から分け入っていくことができる．

本シリーズにはいくつかの特徴がある．

1つめは，**対象疾患をがんに限らないようにした**ことである．本シリーズの読者対象を，がん緩和をどっぷりやっている臨床家よりは，比較的経験の少ない――つまりはいろいろな患者層を診る日常を送っている臨床家としたためである．がん患者だけを診るわけではない臨床を想定して，がん/非がんの区別なく使用できる緩和ケアの本を目指した．

2つめは，**執筆陣を若手中心に揃えた**ことである．編集の柏木秀行先生が中心となり，さらに若手の医師たちが執筆の中心を担った．これによって，ベテランになったら「そんなこと悩んでたかな？」ということ――しかし最初に目の当たりにしたときには「あれ，これどうするんだろう？？！！」とたしかに立ち止まったところを，現実感をもって記述できていると思う．

3つめは，**症状緩和のみならず，治療に伴う患者・家族とのコミュニケーション，多職種とのコミュニケーション**に比較的多くのページが割かれていることである．これは，「するべき治療はわかっても，それをリアルにどう展

開するかで悩む」若手医師を念頭に置いた結果である．同じ趣旨で，多くの
パートで「ちょっとつまずいたこと」「ひやっとしたこと」も生々しく記載されて
いる．臨床経験が多いと10年したら「あ〜〜それ，あるある」ということで
あっても，経験初期であらかじめ知っておくことで，落ちなくていい落とし
穴にはまらずに済むことができる．

　つまり本シリーズは，**①がんだけでなく非がんも**，**②若手中心の執筆陣に
より**，**③治療の選択だけでなく周辺の対応のしかたを含めて**，緩和ケア全体
ではなく1つひとつのトピックで展開してみた著作群ということになる．監修
だけしていても面白くないので，各巻で，筆者もところどころに「合いの手」
を入れさせてもらっている．ちょっとしたスパイスに，箸休めに楽しく読ん
でもらえればと思う．

　本シリーズが，緩和ケアという森に足を踏み入れる読者のささやかな道案
内役になれば幸いである．

　2023年6月

森田　達也

シリーズ編集にあたって
～緩和ケアの森の歩き方～

　巷に増えてきた緩和ケアの本とは，一線を画すユニークな企画にしたい！この想いをぎゅっと込めて，気心の知れた仲間たちと作ったのがこの「〈ようこそ 緩和ケアの森〉シリーズ」です．あまり整備されていない森を歩いてみると，まっすぐに進むことの難しさがわかります．まっすぐ進もうにも，足元に気をつけながら，木枝を避けて進んでいる間に方向感覚も失ってしまいます．本当にこちらに進んでいって大丈夫なのだろうか？　そのような状況には恐怖すら覚えますよね．

　今や世の中の多くの方が，人工知能を中心としたテクノロジーの凄まじさを体感する時代です．診療の多くはフローチャートやアルゴリズムに落とし込まれ，緩和ケア領域においても勉強しやすく，特に初学者にとっては良い環境になりました．一方，緩和ケアのリアルワールドでは，必ずしもそれだけでは太刀打ちできないこともしばしば生じます．やはり「知っている」と「できる」にはそれなりの差があるのだと思います．「できる」までの過程は，森の中を手探りで進む感覚にも近く，進んでいることすらわからなくなってしまいます．

　では，「知っている」と「できる」の間にあるギャップを埋めるためには何が必要なのでしょう？　一言で言うと，**経験**なのかもしれません．経験を積み重ねればいつか「できる」ようになるよというアドバイス…．まあ，長く臨床を経験すれば，できることは増えていくのでしょうけど．この経験，もうちょっと言語化してみようと思います．

経験＝投入時間×試行回数×気づき効率

　これが臨床家としてしばしば言われる「経験」を，私なりに言語化したものとなります．「これだから最近の若者は…」なんて言葉も聞こえてきそうですけど，Z世代とは程遠い私だってコスパは大事です．そうなると，試行回数と，そこから学ぶ（気づく）効率をいかに最大化できるかが大切になります．

　この観点で言うと，本シリーズは初学者から一歩足を踏み出そうとしている方にとって，この試行と気づきを最大化させる本なのです．先輩方がまさしく同じように「脱・初心者！」ともがいていたあの頃，いろいろ試行し，時

に失敗し，学んできたエッセンスを惜しみなく披露してくれています．そしてそこに，森田達也先生の監修が加わり，森で迷っているときに出会った，木漏れ日のようなコメントが心を癒してくれます．ぜひ，緩和ケアの森で遭難することなく，執筆陣の過去の遠回りを脇目に楽しみながら，あなたにしかできない緩和ケアを実践していってください．

2023年6月

柏木　秀行

はじめに

　「オピオイドの使い方」については，緩和ケア領域に限らず，多くの本が出版されています．そこで本書は，オピオイドをどの疾患に対しても使えるように，なるべく平易に，若手目線でまとめてみました．筆者3名はそれぞれバックグラウンドが異なることから，バランスのとれた内容となり，ほんの数年前まで後期研修医だったことからも，若手の「困った」に則した内容になっていると思います．

　全国の多くの医師が受講することととなる，PEACEプロジェクトの緩和ケア研修会よりは深く学べる内容にしつつも，決して難しすぎず，緩和ケアの専門家の「考え方」をまとめてあります．また，私たち緩和ケア医が大切にしている多職種との連携・コミュニケーションの部分も記載に盛り込みました．オピオイドを通して，緩和ケア医がどのように多職種チームと関わっているかの一端が覗けるかと思います．

　本書を刊行するまでにご助力いただいた方々，とくに制作過程でご意見をくださった，少し先輩の柏木秀行先生，大先輩の森田達也先生，また筆者らを粘り強く支えてくれた南江堂の方々に心より感謝申し上げます．

　最後に，緩和ケアに携わる多くの医療者に本書を手に取っていただき，患者さんとご家族が苦痛から解放される一助として，本書が役立てば大変うれしく思います．

2023年6月

執筆者一同

目　次

第 1 章

オピオイド，まずこれだけは

1. 概要と使い分け

1. オピオイドは「痛みが取れないときの最終兵器」と思っていませんか？まずは，オピオイドの正しい知識を学びましょう．
2. 自信を持ってオピオイドを処方するには，痛みを評価して分類する必要があります．その評価方法を再確認し，確立させましょう．
3. オピオイドの種類が増えています．1つひとつの特徴をつかみましょう．
4. オピオイドの特徴に合わせて，患者1人ひとりに合わせた使い分けができるようになりましょう．

1 オピオイドの基本知識を身につける

　緩和ケアを学ぶ研修医や専攻医が多くなっており，筆者も研修者に対してがん疼痛のマネジメントを指導する機会が多くなりました．その際，研修者にオピオイドの印象を聞いてみると，「オピオイドを使った経験が少ない」「痛みが取れないときの最終兵器」「自分で処方するにはハードルが高い」といった意見をよく耳にします．実際に筆者も，初期研修医時代には医療用麻薬の処方権限がなく上級医の処方を見ているだけであり，オピオイドは扱いがむずかしい薬で，ある程度経験してからでないと処方できないものであるという印象がありました．このようなイメージを解消するためには，オピオイドの基本知識をしっかりと身につけておくことが大切です．

▶ オピオイドとは

オピオイドとは，体内に存在するオピオイド受容体に結合する物質です．オピオイド受容体にはμ，δ，κといったサブタイプが存在しますが，医療用麻薬であるオピオイドと関係し鎮痛効果を発揮するのは，主にμオピオイド受容体です．μオピオイド受容体はさまざまな臓器に発現しています．脳や脊髄にとくに多く発現していますが，消化管や尿管などの平滑筋などにも発現しています．脳や脊髄のμオピオイド受容体に結合することで，痛みや呼吸困難を和らげますが，悪心・嘔吐や眠気，呼吸抑制といった副作用が生じます．また，消化管や尿管などの平滑筋のμオピオイド受容体に結合することで，便秘や排尿障害などの副作用が生じます．

オピオイドによる鎮痛作用は，末梢からの痛み刺激の伝達を遮断するだけでなく，下行性疼痛抑制系という痛みを和らげる機能を活性化することでも発揮します．下行性疼痛抑制系とは，痛みを感じた際にその痛みを抑えるために脳幹部から脊髄を下降して脊髄後角に，痛みの伝達を抑えるように指令する機能です．脳が痛みを感じた後に，「痛いのはわかった，このまま痛いままだと大変だから，ちょっと落ち着こう」といった指令を出して，痛みの伝達を弱めるといったイメージです．オピオイドはこの機能を活性化します．つまり，人間にもともと備わった力を高めてくれるのです（図1）．

オピオイドによる副作用は，悪心・嘔吐や眠気，呼吸抑制，便秘，瘙痒感，ふらつき，排尿障害などがあります．とくに臨床的に問題となりやすいのが，悪心・嘔吐，眠気，便秘です．具体的な対応については第3章1～3で解説しますが，オピオイドを導入する際は，これらの副作用が出現する可能性について説明し，対処法についても一緒に説明するようにしましょう．

また，オピオイドは，弱オピオイドと強オピオイドに分類されますが，作用機序や副作用について大きな違いはありません．鎮痛作用に上限があるものが弱オピオイド，鎮痛作用に上限がないものが強オピオイドとされています．なお本書では，WHOの3段階鎮痛ラダーにおける「軽度から中等度の強さの痛みに用いるオピオイド」を「弱オピオイド」，「中等度から高度の強さの痛みに用いるオピオイド」を「強オピオイド」としています．

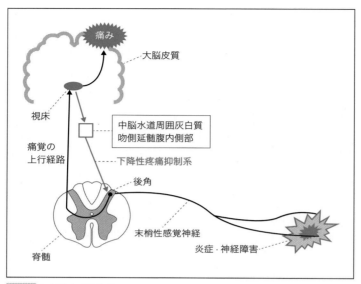

図1　オピオイドとは

① オピオイドの処方

　オピオイドのほとんどは「麻薬及び向精神薬取締法」で「麻薬」に指定されており，処方するためには麻薬施用者免許を習得する必要があります．この麻薬施用者免許は医師年数に関係なく取得することができます．つまり，オピオイドは医師になって間もない初期研修医でも処方することが可能なのです．ある程度経験してからでないと処方できないものといった考えは，間違った考え方ということになりますね．この麻薬施用者免許は，都道府県ごとに取得する必要があるため，転勤で他県へ引っ越しした場合はその都道府県で再度取得する必要があるので，忘れずに手続きをしましょう．

② オピオイドの管理・処理

　普段の臨床業務の中ではあまり意識しないかもしれませんが，医療用麻薬であるオピオイドを廃棄するときにはいくつかの注意点があります．管理方法や処理の仕方は各施設でルールが決められていると思いますので，必ず確

認しましょう. オピオイドを処理する際の注意点をお伝えします. 第一に, 患者に投与し余ったオピオイド注射剤を破棄する場合は, そのまま医療廃棄物処理容器に破棄してはいけません. 投与済みのオピオイドは他の職員の立会いの下に廃棄する必要があるため, 病棟でそのまま処分するのではなく, 必ず回収して薬剤部へ返却しましょう. 第二に, オピオイド注射剤をこぼしてしまった場合は, ガーゼなどで拭き取ってはいけません. 破損した量を記録する必要があるため, こぼれた薬液をシリンジなどでできるだけ回収する必要があります.

> **Dr 森田より**
> 医療用麻薬を不注意でぽんと「捨ててしまった」「なくしてしまった」場合は保健所に届けたりして, 廃棄物を探しまくるという状態になることがあります.

② 痛みの評価方法を確立する

　オピオイドは, NSAIDsやアセトアミノフェンが効かないときに使う最終兵器のような薬剤ではないことがわかりました. ただ, それでも自信を持ってオピオイドを使うにはハードルが高いかもしれません. もしかしたら, ハードルを上げてしまっている原因に, 「本当にがんによる痛みだと自信を持っていえない」「痛みの評価に自信がない」といったことがあるかもしれません. オピオイドを使用するには, 患者ごとに痛みについて詳細に評価して, 適切な鎮痛薬を選択することが大切であると前述しました. ここでは, 痛みの評価について学び, 痛みの評価方法を確立しましょう.

▶ 痛みの評価方法

　痛みを評価するためには包括的評価が必要であり, 問診, 身体診察, 検査結果などから総合的に評価する必要があります. 問診, 身体診察, 検査結果などから, がんによる痛みであることが評価できれば, 自信を持ってオピオイドを処方して大丈夫です. その中でも問診がとくに重要です. 問診のみで,

どのような薬剤を選択するのか，オピオイドを導入する必要があるのか，ある程度判断することができます．ただ，その時々で問診の仕方が違うと，統一性がなくなってしまいます．痛みの評価には何が必要で，何を聞きたいかを意識して問診する必要があります．

 私のプラクティス

～痛みの問診で使えるOPQRSTA法～

　筆者は，痛みの問診をするときに，これは毎回聞こうということを統一して聞き漏れを防ぐようにしています．そのときに意識しているのが，OPQRSTA法という痛みの問診法です．「O；Onset，いつからか」「P；Place，どこか」「Q；Quality，どんな性状か」「R；Radiation，他のところに広がるか」「S；Severity，どれくらいの強さか」「T；Timing，どんなときか」「A；Associated symptom，他にどんな症状があるか」といったものです（表1）．すべての質問が大切ですが，とくに「P；Place，どこか」「Q；Quality，どんな性状か」「S；Severity，どれくらいの強さか」「T；Timing，どんなときか」が重要と考えています．

P；Place，どこか

　痛みの原因を解剖学的に考えるうえで重要な質問です．痛い部分と腫瘍の部位とが一致するようであれば，がんによる痛みである可能性が高くなります．逆に腫瘍と一致しない部分に痛みがあれば，他の要素が原因である可能性を考慮しなければいけません．このとき，画像検査は痛みの部位の評価に役立つので，すでに撮られているのであれば必ず確認しましょう．

Q；Quality，どんな性状か

　痛みの性質を分類するうえで重要な質問です．痛みはその性質によって，侵害受容性疼痛と神経障害性疼痛に分けられ，侵害受容性疼痛はさらに体性痛と内臓痛に分けられます．それぞれの性質で効きやすいとされる鎮痛薬が異なるため，鎮痛薬を選択するうえで重要になります．痛みの性質は，「部位」

表1　問診

O	Onset	いつからか
P	Place	どこか
Q	Quality	どんな性状か
R	Radiation	他のところに広がるか
S	Severity	どれくらいの強さか
T	Timing	どんなときか
A	Associated symptom	他にどんな症状があるか

表2　痛みの性質での分類

	侵害受容性疼痛		神経障害性疼痛
	体性痛	内臓痛	
部位	骨，筋肉，皮膚etc	内臓	末梢神経，脊髄etc
範囲	限局的(ピンポイント)	非限局的(あいまい)	デルマトーム
性質	鋭い痛み	鈍い痛み	しびれような痛み
表現	・ズキズキ ・ヒリヒリ	・ズーン ・押されるような	・ビリビリする ・焼けるような
特徴	・持続的 ・動くと痛みが増強 ・圧痛がある	・間欠的 ・悪心嘔吐，発汗を伴うことがある	・感覚低下や運動障害を伴うことがある ・アロディニア

「範囲」「性質」「表現」「特徴」をもとに分類します(表2)．痛みの性質のうち，体性痛と内臓痛に対してはオピオイドが有効とされています．逆に，神経障害性疼痛に対してはオピオイドの効果が乏しい場合があります(まったく効かないわけではないです)．

S；Severity，どれくらいの強さか

　痛みの程度を評価するうえで重要な質問です．強オピオイドは中等度から高度のがんの痛みに対して使用が可能であり，痛みの程度を評価することで，オピオイドの導入を検討する指標となります．痛みの程度を表現する指標にはNRS(Numeric rating scale)(第2章4の図5参照)やVAS(Visual analog scale)などがあります．筆者はNRSを用いて評価する場合，「自分が想像できる中で最悪の痛みを10点，痛みがまったくない状態を0点とすると，今の痛みの強さは何点くらいか」といった聞き方をします．痛みは主観的なものであるため，何をもって中等度以上と判断するかはむずかしいですが，NRSで4以上，VASで40以上であれば中等度以上と判断することが多いです．また，痛みの程度の評価は，痛み止めの効果を客観的に評価するうえでも重要になります．痛み止め導入前と比べて導入後にNRSやVASが下がっていれば，痛み止めの効果があったと客観的に評価できます．

T；Timing，どんなときか

　痛みが生じる時間を評価するうえで重要な質問です．痛みが生じる時間を評価することで，痛みが持続痛なのか突出痛なのかを判断します．持続痛は，24時間のうち12時間以上経験される平均的な痛みです．筆者は，「1日のうち，半分以上の時間で痛みで困っていますか」と尋ねることで，持続痛の有無を判

断します．突出痛は，ここ最近で定義が変わり，「定期的に投与されている鎮痛薬で持続痛が良好にコントロールされている場合に生じる，短時間で悪化し自然消失する一過性の痛み」となりました．多くの場合，持続痛と突出痛は一連の流れで生じます（第2章4の図2参照）．持続痛に対しては徐放性製剤を，突出痛に対しては速放性製剤を使用することが多く，適した製剤を選択するためにも痛みが生じる時間を評価することが大切です．また，突出痛の誘因となるような行動がないか評価することも大切です．持続痛と突出痛の対応については，第2章4でも詳しく解説していますので，そちらも参照してください．

3　オピオイドの種類と特徴をつかむ

　オピオイドには多くの種類があります．これらのオピオイドを使いこなすには，それぞれの特徴を抑えておく必要があります．本書では，数多くあるオピオイドのうち，使用機会の多いと考えられるオピオイドの特徴をまとめます．弱オピオイドからはコデイン，トラマドールを，強オピオイドからはモルヒネ，オキシコドン，フェンタニル，タペンタドール，ヒドロモルフォンについて解説します．また，さらにレベルアップしたい人のために，その先のオピオイドであるメサドンと，麻薬拮抗性鎮痛薬であるペンタゾシンとブプレノルフィンについても解説します．

▶ 弱オピオイド

　コデインとトラマドールの特徴を抑えましょう．WHOの3段階鎮痛ラダーがなくなり，弱オピオイドの使用頻度は少なくなっている印象ですが，どちらも特徴があり活躍の場はまだまだあると考えています．また，コデインは鎮咳薬として，トラマドールは慢性疼痛や術後疼痛に対して使われることがありますが，ともに小児への使用は禁忌となっている点に注意しましょう．

Dr 森田より
「WHOの3段階鎮痛ラダーの2段階目は本当に必要なのか？」は重要なトピックで多くの研究が重ねられてきましたが，中程度(NRSで4以上)の痛みに対しては強オピオイドからの導入でよいと医学的には結論されました(Bandieri E, et al：J Clin Oncol **34**：436-442, 2015)．ただ，発展途上国ではオピオイドの入手が困難な国は多く，WHOの推奨が変わったことを受けて弱オピオイド(トラマドール)が供給されなくなることでのデメリットも大きいと社会問題になっています．サイエンスと社会のあり方という意味で考えさせられるところです．

❶ コデイン

　鎮痛作用だけでなく鎮咳作用も併せ持つオピオイドです．鎮痛作用は，体内でモルヒネに変換されることで発揮します．モルヒネの項目で詳しく解説しますが，腎機能障害があると副作用が増強する可能性があるため注意が必要です．コデインそのものが鎮咳作用を持ち，咳嗽に対して有効です．半減期が2〜3時間程度と短く，天井効果があるため投与量が1日300mg以上になるようなら強オピオイドへのスイッチングが必要です．

Dr 森田より
「コデインは6分の1がモルヒネに代謝される」は割と知られていない事実です．コデイン散2gを風邪でコホンコホンいうときに内服した人も多いと思いますが，モルヒネ3mgが体内で製造されています．

 私のプラクティス

　筆者は鎮咳作用も有するという特徴から，肺がんや胸膜播種などで痛みと咳嗽も認めている患者に対してコデインをよく使用します．まずは1回20mg頓服から開始し，定期処方が必要であれば1回20mgを1日4回で投与します．天井効果があることから，1日120mg以上となったらモルヒネ1日20mgに変更することが多いです．

❷ トラマドール

オピオイド受容体への作用だけでなく，セロトニン・ノルアドレナリン再取り込み阻害作用があります．そのため，神経障害性疼痛にも効果があると考えられています．また，高用量になると痙攣誘発作用があるため，投与量は1日400mgが上限となっています．

―――― 🌿 私のプラクティス 🌿 ――――

筆者は神経障害性疼痛にも効果がある可能性を考慮して，腫瘍による神経浸潤などで神経障害性疼痛を伴っている患者に対してトラマドールをよく使用します．まずは1回25mg頓服から開始し，定期処方が必要であれば1回25mgを1日4回で投与します．1日1回の徐放性製剤があるため，内服の負担が大きい患者には，そちらを使用します．また，開始して数日は制吐薬を併用するようにしています．副作用にセロトニン症候群がある薬剤と併用すると，セロトニン作用が増強するため禁忌となっているため注意しましょう．

▶ 強オピオイド

がん疼痛治療薬の基本となります．モルヒネ，オキシコドン，フェンタニル，タペンタドール，ヒドロモルフォンの特徴を抑えましょう．

❶ モルヒネ

もっとも歴史の古いオピオイドで，すべてのオピオイドの基本となる薬剤です．剤形が豊富で，患者の状態に合わせて投与経路を調整することができます．また，坐剤がある唯一の強オピオイドであり，内服困難で患者が点滴を好まない場合でも，投与が可能です．坐剤は投与後30～60分で作用発現し，約8時間作用が持続することから，速放性製剤としても徐放性製剤としても使用できます．徐放性製剤として使用する場合，1日3回の定期投与で使用しましょう．また，痛みだけでなく，呼吸困難や咳嗽などの呼吸器症状に対しても効果があるといわれています．モルヒネを使用する際には，必ず腎機能を確認します．モルヒネの代謝産物であるM6Gに活性があり，その

ほとんどが腎排泄であることから，腎機能が低下しているとM6Gが蓄積し，作用の増強や副作用の増悪を認めます．そのため，腎機能が低下している患者にモルヒネを使用する場合は，減量やオピオイドスイッチングを考慮する必要があります．透析患者に対する投薬ガイドライン（白鷺病院ホームページ http://www.shirasagi-hp.or.jp/goda/fmly/gate.html）を参考にすると，GFR 10〜50mL/分で75％に減量，GFR 10mL/分以下で50％に減量となっていますので，これを目安にするとよいでしょう．

> **Dr 森田より**
> 緩和ケア黎明期には，内服で使用できるオピオイドがモルヒネ散だけでしたので，どの施設でも「モルヒネ水」（モルヒネの水溶液）をつくって処方していました．「5mg×5回/日，痛いときは1回分を追加」のような使い方になります．

 私のプラクティス

　筆者は剤形が豊富なことから，最初は他のオピオイドで導入し，投与経路の変更が必要になったり，他のオピオイドでは効果が不十分になったりした際に，モルヒネに変更することが多いです．在宅医療の場合は坐剤が好まれることが多いので，在宅医療の場ではモルヒネ坐剤は重宝します．また，コデインと同様に，肺がんや胸膜播種などで痛みと呼吸困難や咳嗽などの症状を認めている患者に対して，モルヒネを積極的に使用します．腎機能低下がある場合は他のオピオイドを選択することが多いですが，どうしてもモルヒネを使用しなければならない場合，効果や副作用を観察しながら減量したうえで使用することもあります．

❷ オキシコドン

　オピオイド処方歴の浅い初心者向けです．理由は，もっとも低用量である規格の内服薬があるためです．また，オキシコドンは肝臓で代謝されて，ノルオキシコドンとオキシモルフォンに分解されます．ノルオキシコドンは非活性代謝物，オキシモルフォンは活性代謝物ですが，オキシモルフォンはごく微量しか生成されないため，腎機能低下による影響を受けにくいです．モルヒネと違い，腎機能が低下している患者にも比較的安全に投与することが

できます．ただ，肝臓で代謝される際に肝薬物代謝酵素であるCYP3A4や
CYP2D6の関与を受けるため，薬物相互作用に注意が必要です．

私のプラクティス

　筆者も，がん疼痛に対してオピオイドを導入する際は，オキシコドンを第一
選択薬とすることが多いです．オキシコドンは，速放性製剤に錠剤だけでなく
散剤があることも特徴で，患者の内服の好みによって錠剤か散剤を使い分け
ることができます．また，散剤は液体に溶かしても配合変化がないため，好み
の飲料に溶かして飲んだり，胃管から投与したりすることも可能です．ただし，
その際は液体を全量飲まなければいけないので，液体量には注意が必要です．

❸ フェンタニル

　剤形が，貼付剤，口腔粘膜吸収剤，注射剤といったように独特な薬剤です．
嚥下機能低下や腸閉塞などによって内服困難な状態の患者には，貼付剤が活
躍します．また，他のオピオイドと比べると，便秘や悪心などの消化器症状
や眠気の副作用が比較的少ないとされています．そのため，他のオピオイド
でこれらの副作用が強い場合は，フェンタニルへのスイッチングも検討され
ます．ただし，呼吸抑制は比較的出やすいとされているため注意が必要です．
さらに，フェンタニルは腎機能障害のある患者に対して，オピオイドの中で
もっとも安全に使用できる薬剤です．透析が導入されているがん患者に対し
てオピオイドを使用する場合は，フェンタニルを選択することが多いです．
フェンタニルの速放性製剤である口腔粘膜吸収剤は即効性製剤（ROO製剤）
であるため，普通の速放性製剤を使用したい場合は，モルヒネやオキシコド
ンなどの速放性製剤（SAO製剤）を併用する必要があります．ROO製剤は
SAO製剤よりも効果発現がさらに早いため，持続時間の短い痛みや予測でき
ない突出痛などに対して有効です．

Dr 森田より
　フェンタニルは投与量の多いところで効きにくくなる（耐性ができる）
ので，強い痛みの場合にフェンタニルでひっぱらないのも重要ですね
（Corli O, et al：Ann Oncol **27**：1107-1115, 2016）．

私のプラクティス

　フェンタニルは特徴的なオピオイドであり，使用するには少しコツが必要です．

　まず，徐放性製剤である貼付剤について，1日製剤と3日製剤があります．1日製剤は貼付してから血中濃度が安定するまでに72時間程度かかるため，増量するには3日ほど待たないといけません．3日製剤は，貼付3日目に血中濃度が低下して痛みが強くなることがあります．また，オピオイドを使用したことのない患者に対して最初に使用する場合は，0.5mg製剤(フェントス®テープの場合)から開始する必要があります．

　次に，口腔粘膜吸収剤の使用法がやや複雑です．使用法は，「1回目の口腔粘膜吸収剤を使用して30分後に痛みが軽減しておらず，かつ眠気がなければ，口腔粘膜吸収剤を追加してよい」「さらに30分後に痛みが軽減しない場合，2回目以降は口腔粘膜吸収剤を追加することはできず，他のオピオイドの速放性製剤を使用する」「1回目の口腔粘膜吸収剤を使用して2時間経てば，口腔粘膜吸収剤を再度使用してよい」「使用は1日4セットまで」というようになっています．言葉では伝わりにくいことが多く，看護師へ指示したり患者へ指導したりする場合は，必ず図を書いて伝えるようにしています(図2)．

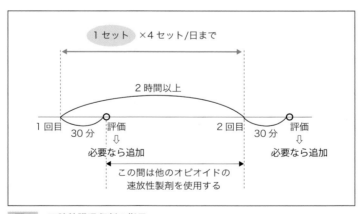

図2　口腔粘膜吸収剤の指示

> **よくある失敗〜貼付剤は貼付部位にも注意！〜**
>
> 　フェンタニルの貼付剤を使用する場合は，貼付部位に注意しましょう．フェンタニルは脂溶性の薬剤であるため，脂肪がある程度残っている部位に貼付しないと吸収が悪くなる可能性があります．また，垢や毛が多いと貼付剤から皮膚への移行が悪くなり，十分な効果が発揮されません．そのため，できるだけ脂肪が残っている部位を選んで，垢や毛などがないか観察して貼付するようにしましょう．さらに，貼付剤が貼られている部位を温めると，皮膚の血流がよくなることでフェンタニルの吸収が早くなり，効果や副作用が増強しやすくなります．ホットタオルなどで温めるようなケアを行う場合は，貼付剤が貼られている部位を避けて行うようにしましょう．

❹　タペンタドール（国内での販売は中止予定）

　比較的新しいオピオイドです．μオピオイド受容体への結合だけでなく，ノルアドレナリン再取り込み阻害作用による作用機序があり，内臓痛だけでなく神経障害性疼痛にも有効な可能性があることが特徴的です．他のオピオイドと比較すると，便秘や悪心・嘔吐といった消化器症状の副作用が少ないとされています．また，グルクロン酸抱合にて代謝されるため薬物相互作用の影響を受けにくく，腎機能障害による影響も受けにくいです．タペンタドールは徐放性製剤だけしかなく速放性製剤がないため，他の強オピオイドの速放性製剤を選択する必要があります．

私のプラクティス

　タペンタドールは，弱オピオイドであるトラマドールの強化版といったイメージですが，実際にそのとおりで，トラマドールのμオピオイド受容体の活性とノルアドレナリン再取り込み阻害作用を強化し，セロトニン再取り込み阻害作用を減弱させたオピオイドです．ただし，セロトニン再取り込み阻害作用を減弱させたといっても，まったくないわけではないので，セロトニン症候群には注意が必要ですし，副作用にセロトニン症候群がある薬剤と併用すると，セロトニン作用が増強するため禁忌となっています．また，添付文書上では，1日500mgを超える使用について安全性が確立しておらず推奨されていません．ただ，1日500mgを超える使用の症例報告もあり，治療上の有益性が危険性を上回ると判断される場合は投与可能となっています．

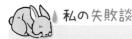

私の失敗談

錠剤のサイズにも注意！

タペンタドール，徐放性製剤は錠剤が大きいため，嚥下機能の低下している患者には不向きです．筆者も，高齢患者に処方した際に「大きすぎて飲めない」と言われてしまい，他のオピオイドへスイッチングした経験があります．そのため，タペンタドールを導入する際には，普段の内服の状況などを必ず確認するようにしています．

⑤ ヒドロモルフォン

もっとも新しく日本に導入されたオピオイドです．徐放性製剤が1日1回内服であるのが特徴的で，内服の負担を減らしたい患者に好まれます．グルクロン酸抱合にて代謝されるため，薬物相互作用の影響を受けにくいです．

Dr 森田より
ヒドロモルフォンは国内での承認は遅かったのですが，国際的には「モルヒネより前」に流通していた薬で，がんに限らず鎮痛薬として一番なじみがあるオピオイドという国が多いです．日本では，モルヒネ➡オキシコドン➡ヒドロモルフォンの順に市販され，諸外国ではヒドロモルフォン・モルヒネ➡オキシコドン，の順になります．

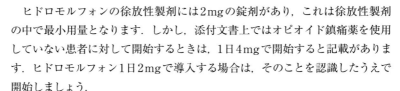 **私のプラクティス**

ヒドロモルフォンの徐放性製剤には2mgの錠剤があり，これは徐放性製剤の中で最小用量となります．しかし，添付文書上ではオピオイド鎮痛薬を使用していない患者に対して開始するときは，1日4mgで開始すると記載があります．ヒドロモルフォン1日2mgで導入する場合は，そのことを認識したうえで開始しましょう．

また，換算の際に注意が必要です．ヒドロモルフォンの内服から注射剤に変更する場合は5分の1ですが，ヒドロモルフォンの注射剤から内服に変更する場合は2.5〜3倍となります．また，モルヒネ注射剤からヒドロモルフォン注射剤への換算は8分の1となります（表3）．少し複雑ですので注意しましょう．

表3　ヒドロモルフォンの換算

ヒドロモルフォン内服→注射；5分の1

	薬剤	投与量（徐放性製剤mg/日　速放性製剤mg/回）										
経口	ヒドロモルフォン	2	4	6	8	12	18	24	36	48	72	96	120
注射	ヒドロモルフォン	0.4	0.8	1.2	1.6	2.4	3.6	4.8	7.2	9.6	14.4	19.2	24

ヒドロモルフォン注射→内服；2.5〜3倍（2倍として計算）

	薬剤	投与量（徐放性製剤mg/日　速放性製剤mg/回）										
注射	ヒドロモルフォン	0.4	0.8	1.2	1.6	2.4	3.6	4.8	7.2	9.6	14.4	19.2	24
経口	ヒドロモルフォン	0.8	1.6	2.4	3.2	4.8	7.2	9.6	14.4	19.2	28.8	38.4	48

モルヒネ注射→ヒドロモルフォン注射；8分の1

	薬剤	投与量（徐放性製剤mg/日　速放性製剤mg/回）										
注射	モルヒネ		10	15	20	30	45	60	90	120	180	240	360
注射	ヒドロモルフォン		1.25	1.875	2.5	3.75	5.625	7.5	11.25	15	22.5	30	45

よくある失敗〜徐放性製剤と速放性製剤の飲み間違いにも注意〜

　ヒドロモルフォンは徐放性製剤と速放性製剤がともに錠剤であり，これはメリットとなる部分もありますが，形が似ていることから飲み間違える可能性があるため注意が必要です．飲み間違いが起こると呼吸抑制や意識障害によって命に関わることもあるため，高齢者などでリスクがありそうな患者には控えることがあります．

▶ メサドン

　メサドンは，3段階鎮痛ラダーの先のいわゆる4段階目にあたるオピオイドとされています．副作用に重篤なものがあり，注意点もいくつかあることから使用するにはハードルが高いイメージがありますが，非常に効果のある薬です．強オピオイドががんの痛みに対して初期段階から使用して良くなった今，次のステップとして使えるようになるといいでしょう．

　メサドンは，経口モルヒネ換算で1日60mg以上のオピオイドを使用しているにもかかわらず，痛みのコントロールが不良である場合に使用を検討します．μオピオイド受容体への結合だけでなく，NMDA受容体拮抗作用やセロトニン・ノルアドレナリン再取り込み阻害作用による作用機序があり，内臓痛だけでなく体性痛や神経障害性疼痛にも効果があります．力価もモル

ヒネと比べて高く，難治性がん疼痛に対して効果を示します．また，活性代謝物が存在せず，腎機能低下状態でも安心して使えます．他のオピオイドに比べると消化器症状などの副作用が比較的少ないとされています．

　薬物動態の個人差が大きく，効果発現に個人差があることから換算表が確立しておらず，オピオイドスイッチングのときにどれくらいの量にするか判断がむずかしいです．また，半減期が長く血中濃度が安定するまで時間がかかり，導入後時間が経ってから効果や副作用が出るため，1週間は増量を控えているようにされています．さらに，心電図上でQT延長を起こすことがあり，Torsades de pointesなどの致死性不整脈につながる危険性があるため，注意が必要です．

私のプラクティス

　メサドンは他のオピオイドや鎮痛補助薬，放射線治療などでも改善しなかった痛みに対して効果があり頼りになるオピオイドですが，換算比が確立していないことや副作用が重篤なこともあり，容易には使えないイメージがあります．ただ，増量の間隔を守り，血液検査で低カリウム血症や低マグネシウム血症をチェックし，心電図でQT延長が起きていないかしっかりフォローをすれば，問題となるようなことはありません．筆者は，子宮体がんや前立腺がんなどの骨盤内臓器で，骨盤壁や坐骨神経に浸潤して臀部痛と下肢の神経障害性疼痛を伴っている患者に対して使うことが多いです．

よくある失敗〜メサドンの処方権〜

　メサドンは，処方するためにはe-learningを受けて確認テストに合格する必要があり，誰でも処方できる薬剤ではありません．そのため，転院を検討している病院や訪問診療を依頼しようとしている診療所の医師が処方できない場合，転院や訪問診療の導入ができなくなるなど，療養の場を限定してしまう可能性があるので注意が必要です．

▶ 麻薬拮抗性鎮痛薬

　ここまで説明したオピオイドはすべて麻薬性鎮痛薬ですが，オピオイドの中には麻薬拮抗性鎮痛薬と呼ばれる薬剤があります．麻薬拮抗性鎮痛薬は，

オピオイド作動薬が存在しない状況では作動薬として作用しますが，オピオイド作動薬が存在している状況ではその作用に拮抗する作用を持つ薬剤です．がん疼痛に対しては麻薬性鎮痛薬が主に使われますが，救急室での痛みや慢性疼痛に対して活躍する場面もありますので，特徴を押さえておきましょう．ここでは，ペンタゾシンとブプレノルフィンについて説明します．

❶ ペンタゾシン

　鎮痛，鎮静，呼吸抑制など，他のオピオイドとほとんど似た作用を持ちます．しかし，鎮痛作用に天井効果があり，反復投与によって鎮痛作用に耐性が生じ，精神依存を起こしやすいです．そのため，がん疼痛に対する使用は推奨されていません．臨床では，処置の前投薬や術後疼痛に対して用いられることが多いです．オピオイドがすでに使用されている患者に投与すると，オピオイドの鎮痛効果が減弱するだけでなく，退薬症状を引き起こす可能性があります．

❷ ブプレノルフィン

　鎮痛，鎮静，呼吸抑制など，他のオピオイドとほとんど似た作用を持ち，モルヒネと比べると便秘や悪心の副作用が少ないと考えられています．ペンタシンと同様に，鎮痛作用に天井効果があります．注射剤，坐剤，貼付剤がありますが，がん疼痛に対しては貼付剤を使用することはできません．臨床では，慢性疼痛に対して用いられることが多いです．

▶ オピオイドの特徴のまとめ

　それぞれのオピオイドの特徴をまとめると，表4のようになります．この表を理解しておくと，次項のオピオイドの使い分けが理解しやすくなると思います．メサドンはエキスパート向けの薬剤となりますが，それ以外のオピオイドは徐々に広まりつつあるので，使えるようになるとよいでしょう．なお，この表に麻薬拮抗性鎮痛薬は含んでいません．

表4 オピオイドの特徴のまとめ

	モルヒネ	オキシコドン	フェンタニル	タペンタドール	ヒドロモルフォン	メサドン
腎機能低下時	×〜△	○	◎	◎	○	◎
剤型の豊富さ	◎	○	特殊	×	○	×
副作用の少なさ	△	○	◎	◎	○	注意
薬物相互作用の影響の少なさ	◎	△	△	○	◎	特殊
神経障害性疼痛への有効性	○	○	○	◎	○	◎

有効性や使いやすさの順に，◎ ＞ ○ ＞ △ ＞ ×と表記しています．

④ オピオイドの使い分けを学ぶ

　それぞれのオピオイドの特徴を理解できたら，次は患者の状態によってこれらのオピオイドを使い分けられるようになりましょう．日本緩和医療学会『がん疼痛の薬物療法に関するガイドライン2020年版』[1]では，「中等度から高度のがん疼痛のある患者に対して，メサドン以外のどの強オピオイドを第一選択薬とするか，鎮痛効果，有害作用，コスト，患者の嗜好から議論したが，どの薬剤を選択してもよい」としています．つまり，どのオピオイドを使用してもよいのです．ただ，オピオイドを使用するには鎮痛効果以外の要素を考慮する必要があります．それらの要素をまとめ，オピオイドの使い分けについて解説します（表5）．

▶ 腎機能障害を確認する

　オピオイドを使い分けるにあたって，最初に腎機能を確認します．とくに終末期のがん患者では腎機能が低下していることが多いため，必ず確認しています．ガイドライン上では，eGFR 30 mL／分未満の患者に対しては，フェンタニルは安全に使用することができ，トラマドール，オキシコドン，ヒドロモルフォン，メサドンは注意して使用してもよい，コデイン，モルヒネは可能なら使用を避けるとされています．腎機能低下を認めている場合，どうしてもモルヒネを使いたいときを除いて，モルヒネ外のオピオイドの選択肢が

表5	オピオイドの使い分け

STEP 1　腎機能障害の有無
　腎機能低下時　　　　　　　：モルヒネは控える
STEP 2　併存症状
　呼吸困難，咳嗽　　　　　　：モルヒネ
　神経障害性疼痛　　　　　　：タペンタドール
　イレウス　　　　　　　　　：フェンタニル
STEP 3　内服状況
　内服困難　　　　　　　　　：フェンタニル
　嚥下機能がやや低下　　　　：タペンタドールは控える
　内服コンプライアンス　　　：ヒドロモルフォン
　高齢者　　　　　　　　　　：徐放性製剤と速放性製剤の剤形を変える
STEP 4　薬物相互作用
　別項目で解説
STEP 5　周辺の環境
　療養先の薬剤を把握する　：モルヒネ，オキシコドン，フェンタニルが多い

あるのであれば，モルヒネの使用は控えます．それ以外の薬剤ではとくに差はないですが，どのオピオイドも腎機能低下によって意識障害やせん妄が出やすくなることがあるので，そのことに注意して使用しましょう．

＝＝＝＝＝＝＝＝ 私のプラクティス ＝＝＝＝＝＝＝＝

　がん患者の場合，最初は腎機能に問題がなくても，経過で腎機能が悪化することがあります．モルヒネ使用患者で鎮痛効果の増強や傾眠，意識障害，せん妄の増悪などを認めた場合は，腎機能が悪化していることがあるので，血液検査で確認をしましょう．

▶ 併存症状のある場合

　オピオイドの中には，痛み以外の症状に対しても効果があるものがあります．そこで，いわゆる一石二鳥を期待してオピオイドを選択することがあります．

❶ 呼吸困難，咳嗽

　肺がんや胸膜播種などによって，痛みだけでなく呼吸困難や咳嗽を伴っている場合は，両方への効果を期待してモルヒネを選択することが多いです．

次点でヒドロモルフォン，オキシコドン，フェンタニルを選択します．

=== ✔ 私のプラクティス ✔ ===

　オキシコドンやフェンタニルでも呼吸困難が改善することがあるので，痛みに対してすでにそれらのオピオイドを使用していて，新たに呼吸困難が出現した場合は，まずはもともと使用しているオピオイドを増量して呼吸困難が改善するのを期待します．改善がなければモルヒネへのスイッチングを検討します．

② 神経障害性疼痛

　骨転移の脊柱管内浸潤などによって，腫瘍の痛みに神経障害性疼痛を伴っている場合は，両方への効果を期待してタペンタドールを選択することが多いです．強オピオイドに鎮痛補助薬を追加する方法も1つですが，内服量が多くなるため，その負担を減らす狙いもあります．

=== ✔ 私のプラクティス ✔ ===

　筆者は膵臓がんによる心窩部痛と背部痛を認めた場合，第一選択としてタペンタドールを使用することが多いです．膵臓がんでは腹腔神経叢への浸潤による痛みを生じることが多く，内臓痛と神経障害性疼痛に効果があり，さらに消化器症状の副作用が少ないことからも，よい適応と考えています．

③ 消化器症状（便秘，悪心・嘔吐）

　腸管系の腫瘍や腹膜播種などでは，腸蠕動を抑制することで便秘傾向になったり，経過でイレウスを生じたりすることがあります．すでにオピオイドの導入前から便秘傾向であったり，今後イレウスを起こしそうな状態であったりする場合は，消化器症状の副作用が比較的少ないとされているタペンタドールやフェンタニルを選択することがあります．

私のプラクティス

　抗がん治療継続中の患者の場合は，抗がん治療による悪心で悩んでいる患者も多いです．そのため，少しでも悪心の副作用が合併しないように，悪心の副作用が比較的少ないとされているタペンタドールやフェンタニルを選択することがあります．

▶ 内服状況

　オピオイドの剤形や1日の内服回数などを把握し，患者の内服状況に応じてオピオイドの使い分けをすることもあります．各オピオイドの剤形をまとめておきますので，参考にしてください（表6）．

❶ 内服困難

　通過障害やイレウスだけでなく，口腔内の腫瘍や抗がん治療に伴う口腔粘膜炎など，さまざまな理由で内服が困難となることがあります．患者の負担が少ないのは注射剤ですが，外来患者であったり点滴につながれたくないといった理由で注射剤が使用しにくかったりする場合もあります．そのような場合，貼付剤のあるフェンタニルや，坐剤のあるモルヒネを選択します．

表6　オピオイドの剤形

薬剤	徐放性製剤	速放性製剤	注射
コデイン		錠剤，散剤	なし
トラマドール	錠剤	錠剤	あり
モルヒネ	錠剤，細粒，末，カプセル，坐剤	錠剤，散剤，内服液，坐剤	あり
オキシコドン	錠剤	錠剤，散剤，内服液	あり
フェンタニル	貼付剤	口腔粘膜吸収剤	あり
タペンタドール	錠剤	なし	なし
ヒドロモルフォン	錠剤	錠剤	あり

❷ 嚥下機能

オピオイドの剤形の種類や，錠剤の実際の大きさを把握しておくことが大切です．タペンタドールは他のオピオイドと比べて大きめです．そのため，高齢者など嚥下機能が低下している患者では，うまく飲めずに継続できないことがあります．

❸ 飲み間違いや内服の理解力

普段から内服の飲み忘れが多い場合や，他の内服が多くて負担を増やしたくない場合は，徐放性製剤が1日1回であるヒドロモルフォンを選択することが多いです．ただし，ヒドロモルフォンは徐放性製剤と速放性製剤の剤形が似ているため，飲み間違いに注意が必要です．

━━━━━ 🌱 私のプラクティス 🌱 ━━━━━

薬剤の飲み間違いが多い場合や，薬剤の特徴をうまく理解できていない場合は，徐放性製剤と速放性製剤の剤形が違うオピオイドを選択することがあります．そうすることで，「錠剤の痛み止めは定期的に飲むもの，液体の痛み止めは痛いときに飲むもの」といった説明ができ，患者も理解しやすいことが多いです．

❹ 内服の嗜好

患者によって，錠剤のほうが得意or苦手，散剤のほうが得意or苦手など，内服の嗜好があります．複数のオピオイドが選択肢となる場合は，患者の内服のしやすさに合わせてオピオイドを選択することがあります．粉が飲みやすい場合は，速放性製剤に散剤のあるオキシコドンを選択します．液体が飲みやすい場合は，速放性製剤に内服液のあるモルヒネやオキシコドンを選択します．

▶ 患者の療養の場

オピオイドの種類は多くなっていますが，すべてのオピオイドが同じように使われているわけではありません．やはり以前から使われているモルヒネ，オキシコドン，フェンタニルの使用率が高く，地域によってはそれ以外のオピオイドを取り扱っていないこともあります．患者の療養場を検討するうえで，療養先の病院や在宅診療所で使用していないオピオイドを導入すると，転院や在宅以降の際にオピオイドスイッチングが必要となってしまうことがあります．患者の今後の療養の場を制限したり調整が延びたりすることがないように，地域の病院や在宅診療所で使用しているオピオイドを事前に把握し，それに合わせてオピオイドを選択することも大切です．

> **Dr 森田より**
> オピオイドがどうして薬局や小規模病院で「他の薬並みに流通していないのか」というと，他の薬だと薬局間で「これある？」「あるよ」「ちょっと貸して，あとで払うから」というのがしやすいのですが，オピオイドは（できないこともないのですが）手続きが非常に煩雑というのがあります．2023年現在だとタペンタドールや，地域によってはフェンタニル粘膜吸収製剤やヒドロモルフォンも流通していないことがあります．外来で処方した後，患者さんが入手するまでに何日もかかることが生じうるので，自分の処方したオピオイドがちゃんと入手できるかを（薬剤部を経由して）確認しておくといいでしょう．私は，タペンタドールを初回投与するときは，患者さんの通っている薬局に在庫があるかを薬剤師さんに確認してもらってからにしています．

▶ 薬物相互作用

薬物相互作用とは，複数の薬剤の飲み合わせによって，薬の効果が増強もしくは減弱したり，副作用が増強されたりすることです．オピオイドの作用が減弱したり増強したりすることがあるだけでなく，副作用が増強してしまう可能性があります．早期からの緩和ケアの重要性が増し，抗がん治療を継続している患者のがんの痛みに対して介入する機会が多くなっています．また，抗がん治療の発達によってがん患者の平均寿命が延び，心疾患や呼吸器疾患などを併発したがん患者が増えています．これにより，多くの薬剤を使用している患者が増えてきています．その結果，他の薬剤とオピオイドを使用する機会や，併用する薬剤の種類が増えています．そのため，オピオイド

を使用する際は他に内服している薬剤を確認し，薬物相互作用の影響が少ないオピオイドを選択するといった使い分けも重要です．

やや意識しにくい作用ではありますが，理解していないと思わぬ落とし穴にはまることがあります．そのため，ガイドラインでも解説されていますし，専門医試験にも毎年出題されています．それほど大切ということです．ガイドラインでは，薬物投与に伴って予想外の反応が出た場合は，常に相互作用を疑う必要があるとしており，しっかり把握して何かあった時に思いつくことが大切です．薬物相互作用には，肝薬物代謝酵素が関わるものと，相加的な作用で影響を及ぼしあうものがあります．

❶ 肝薬物代謝酵素（表7）

多くの薬物は肝臓で代謝されますが，その代謝に関与しているのが肝薬物代謝酵素です．肝薬物代謝酵素にはさまざまな種類があり，薬剤の中には，肝薬物代謝酵素の作用を弱める阻害薬と，肝薬物代謝酵素の作用を強める誘導薬があります．オピオイドもこれらの阻害薬や誘導薬の影響を受けます．

たとえば，トラマドール，オキシコドン，フェンタニル，メサドンはCYP3A4によって代謝されます．CYP3A4阻害薬と併用すると，これらのオピオイドの作用が増強する可能性があり，逆に，CYP3A4誘導薬と併用すると，これらのオピオイドの作用が減弱する可能性があります．CYP3A4阻害薬には，抗がん薬（アナストロゾール，ビカルタミドなど），抗真菌薬（トラコナゾール，フルコナゾールなど），抗菌薬（エリスロマイシン，クラリスロマイシンなど），カルシウム拮抗薬（ベラパミル，ジルチアゼムなど），アミオダロ

表7　肝薬物代謝酵素

	種類	オピオイドの作用
CYP3A4阻害薬	抗がん薬（アナストロゾール，ビカルタミドなど），抗真菌薬（トラコナゾール，フルコナゾールなど），抗菌薬（エリスロマイシン，クラリスロマイシンなど），Ca拮抗薬（ベラパミル，ジルチアゼムなど），アミオダロンなど	増強
CYP3A4誘導薬	抗てんかん薬（カルバマゼピン，フェニトインなど），PPI（オメプラゾール，ランソプラゾールなど），リファンピシンなど	減弱

ンなどがあります．CYP3A4誘導薬には，抗てんかん薬(カルバマゼピン，フェニトインなど)，PPI(オメプラゾール，ランソプラゾールなど)，リファンピシンなどがあります．

───── 🌱 **私のプラクティス** 🌱 ─────

　肝薬物代謝酵素には種類がたくさんあり，すべてを把握するのはむずかしいですが，これらの問題になりやすい代謝酵素は把握しておきましょう．とくに，抗がん治療継続中の患者であれば，どのような治療をしているのか把握しておくことはとても重要です．また，これらの薬剤が使われている場合は，グルクロン酸抱合で代謝され薬物相互作用の影響を受けにくいモルヒネやヒドロモルフォンなどのオピオイドを選択します．ただし，最初は使われていなくても，後にこれらの薬剤が追加される場合があります．その際は，オピオイドの作用や副作用が変化する可能性があるため注意が必要です．

 私の失敗談

オピオイド使用患者の突然の傾眠

　白血病に対して治療していた患者のことです．治療中の免疫抑制に伴って生じた口内炎による口内痛に対して，オキシコドンを使用して症状緩和を行っていました．痛みのコントロールは比較的良好だったのですが，ある日突然，患者が傾眠になるということがありました．その時点で口内炎は改善しておらず，痛みは残存していることが予想されました．しかし，直近でオキシコドンの増量はしていませんでした．血液検査や頭部の画像検査もしましたが，傾眠となるような原因は特定できませんでした．白血病の治療経過を確認したところ，傾眠となる前日に口腔内の真菌感染が判明し，抗真菌薬であるボリコナゾールが開始されていたのが分かりました．ボリコナゾールとオキシコドンによる薬物相互作用によってオキシコドンの作用が増強し，相対的にオピオイドが過量となって傾眠が生じたと考えられました．その後，オキシコドンの投与量を減量したことで傾眠は改善しました．呼吸抑制は生じず大きな問題にはなりませんでしたが，薬物相互作用についてしっかり認識して治療経過の確認を怠らなければ，不要な血液検査や画像検査はしなくて良かったと反省しました．

❷ 薬剤の相加的な作用での影響

薬剤の相加的な作用で副作用が増強したり，オピオイドの効果が減弱したりすることがあります．

A. 中枢抑制作用の増強

オピオイドの副作用に傾眠や呼吸抑制といった中枢神経抑制作用があります．そのため，中枢神経抑制作用のある薬剤（フェノチアジン誘導体，バルビツール酸誘導体，ベンゾジアゼピン系薬剤など）や吸入麻酔薬，三環系抗うつ薬などと併用すると，中枢神経抑制作用が増強することがあります．

B. セロトニン作用の増強

オピオイドが作用する下降性疼痛抑制系には，セロトニンも関与していると考えられています．また，トラマドールとタペンタドールはセロトニン再取り込み阻害作用を持ちます．そのため，副作用にセロトニン症候群（錯乱，発汗，ミオクローヌス，下痢など）があるモノアミン酸化酵素（MAO）阻害薬と併用すると，セロトニン作用が増強することがあります．トラマドールとタペンタドールの併用は禁忌となっており，他のオピオイドも併用する場合は注意が必要です．

C. 抗コリン作用の増強

オピオイドの副作用に便秘や尿閉があります．これらの症状は抗コリン薬でもみられるため，併用することで抗コリン作用が増強することがあります．

D. 麻薬拮抗性鎮痛薬

オピオイドはオピオイド受容体と結合することで効果を発現します．そのため，麻薬拮抗性鎮痛薬であるブプレノルフィンやペンタゾシンなどと併用すると，オピオイドがオピオイド受容体に結合するのが妨げられ，効果が減弱してしまいます．救急外来では痛みに対してペンタゾシンの筋注をすることが多いかと思いますが，オピオイドを内服している患者では痛みが増悪するだけでなく，オピオイドの離脱症状が出現する可能性があるため注意が必要です．

文献

1) 日本緩和医療学会（編）：疼痛の薬物療法に関するガイドライン2020年版，金原出版，2020
　▷ 緩和医療学会のHPにて無料で閲覧できます．臨床疑問に対する推奨を知りたいときにも役立ちます．

第 2 章

実際に使ってみよう

1. オピオイドを始めるとき

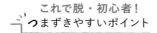

これで脱・初心者！
つまずきやすいポイント

1. オピオイドを始める前にできることはないかを考えよう.
2. ガイドラインからは削除されたけれど，やっぱり鎮痛の基本はWHOの鎮痛ラダー！
3. オピオイドに対する不安に対処しよう.

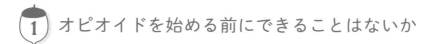

1 オピオイドを始める前にできることはないか

　がんの痛みに対してはオピオイドを使用するというのは使用経験が少ない方でもなんとなくイメージするのではないでしょうか？　ですが，オピオイドをいきなり使うのではなくその前にできることがあります．その1つはアセトアミノフェンやNSAIDsを使用することです.

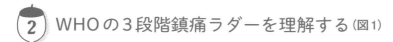

2 WHOの3段階鎮痛ラダーを理解する（図1）

　がん性疼痛の基本的な考えとして「WHOがん性疼痛に関するガイドライン」に3段階鎮痛ラダーというものがあります．基本的には一段目から疼痛の強さに応じて徐々に段階を上げていくという使い方をしていきます．実は最新のWHOのガイドラインでは，以前「鎮痛薬使用の5原則」だったものが4原則となりました（図2）．本文からはこの鎮痛ラダーが削除されましたが，付

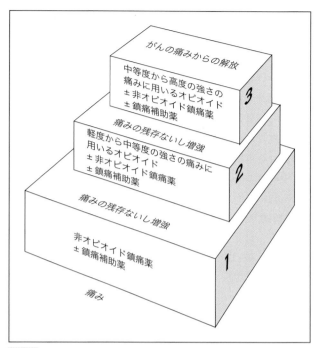

図1 3段階鎮痛ラダー

[WHO（編），武田文和（訳）：がんの痛みからの解放，第2版，金原出版，1996より引用]

本書の本文中では「軽度から中等度の強さの痛みに用いるオピオイド」を「弱オピオイド」，「中等度から高度の強さの痛みに用いるオピオイド」を「強オピオイド」と記している．

・経口的に 　by mouth ・時刻を決めて規則正しく 　by the clock ・鎮痛ラダーにそって効力の順に 　by the ladder ・患者ごとの個別的な量で 　for the individual ・その上で細かい配慮を 　with attention to detail	改定後	・経口的に 　by mouth ・時刻を決めて規則正しく 　by the clock ・患者ごとの個別的な量で 　for the individual ・その上で細かい配慮を 　with attention to detail

図2 鎮痛薬使用の原則

録には残っています．3段階鎮痛ラダーは鎮痛薬の強さを段階的に整理して
くれています．そのため，鎮痛薬の強さを表す教育ツールとして認識されて
います．3段階鎮痛ラダーで鎮痛薬の強さを理解し，より患者に合わせた鎮
痛薬を選択していけるようにしましょう．

　第1段階で使用するのがNSAIDsやアセトアミノフェンになります．まず
軽度の痛みに対して使用を開始していきます．

　第2段階は軽度から中程度の痛みに対して，弱オピオイドを使用していき
ます．この場合，基本的にNSAIDsなどは中止せずに上乗せして行います．

　第3段階は中程度から高度な痛みに対して，強オピオイドを開始していき
ます．この際は弱オピオイドから強オピオイドへの切り替えを行います．

　これらは「古典的ラダー」とも呼ばれていて，今も基本であることには変わ
りはないのですが，最近は第2段階で「低用量の強オピオイド」を入れて考え
ることが多いです．後の項では最近のラダーの考え方に基づいて具体的に調
整の仕方をお示しします．

Dr 森田より
　WHOの3段階鎮痛ラダーの2段階目の「低用量強オピオイド」につい
ては，日本で販売されているオピオイドの初回投与量が諸外国と比べて
むっちゃ少ないということを知っておくと英語圏の教科書を読んだとき
の謎が解けます．オキシコドン5mgは，英語圏では「高齢者や衰弱の進
んでいる患者」を対象とした剤形で，通常は20mg/日以上からの開始で
す．フェンタニル貼付剤のフェントス®1mgや0.5mgももちろんありま
せん．なので，日本の強オピオイドの開始は，諸外国では「弱オピオイ
ド並み」ということになります．

 ## オピオイドに対する不安に対処しよう

　オピオイドや麻薬と聞いて皆さんはどのようなことを想像するでしょうか．
医学生時代も習っているはずなのに，いざ使うとなるとためらいが出てしま
うという人もいるのではないでしょうか？　まずは基本的な使い方を身につ
けて使ってもらうことです．

　もしかすると看護師も麻薬を使い慣れていない病棟だと，戸惑いもあるか
もしれません（看護師との連携については第5章2で詳しく説明します）．

　では，患者はどうでしょう？

　なかにはきちんと自分なりにちゃんとした情報を集められて「大丈夫です」と言ってくれる人もいます．しかし，一方で「使って変なことになりませんか？」とか，「家族ががんの疼痛コントロールで使用して副作用が出たので心配だ」という方もいらっしゃいました．

　ここでは，"不安を感じる患者や家族にどう説明するか"ということを主眼に置いて説明したいと思います．

［オピオイドの前に使う薬剤］

　NSAIDsってどれくらい種類があるでしょう？　2022年現在，少なくとも20種類以上の薬剤が国内で使用されています．

　これらのうち，いくつかの薬剤について使い慣れておけばよいと思います．ここでは代表的な薬剤について簡単に説明していきます．

▶ ロキソプロフェン(ロキソニン®)

　日本では非常によく使われる鎮痛薬です．特徴としては半減期が短いことです．そのため，1日3回の定期内服をしていても，次の内服を始める前に効果が切れてしまうことがあります．NSAIDsは複数重ねないほうがよいので，効果が切れるのが問題であれば，他のNSAIDsに変更することを考えてもよいと思われます．

　逆に半減期が短いので，効果発現は比較的早いため，頓用で使用するには優れています．

▶ ナプロキセン(ナイキサン®)

　この薬は疼痛に対しても使いますが，腫瘍熱に対して使用することが多い薬です．もちろん他の薬剤でも腫瘍熱に対して効果はあります．ナプロキセンが腫瘍熱に対して効果が高い理由ははっきりとはわかっていないのです

が，他のNSAIDsと比較して半減期が長い（14時間くらい）ため，1日2回の内服で抗炎症作用が得られると考えられます．

▶ セレコキシブ（セレコックス®）

COX-2選択阻害薬というタイプのNSAIDsの代表選手です．胃腸障害のリスクが低いとされます．そのため比較的使われることの多い薬剤です．しかし，心血管リスクが高いため，心臓の悪い方への使用に注意が必要です．また最大用量は1回200mgを1日2回なのですが，現在のところ，この用量で処方できるのは関節リウマチのみになっています．

▶ フルルビプロフェン アキセチル（ロピオン®）

NSAIDsの内服薬は沢山ありますが，数少ない注射剤です．適応が「術後，各種がん」となっており，緩和ケア領域でよく使われます．最大量は50mgを1日3Aまでです．

▶ ジクロフェナク（ボルタレン®，ジクトル®テープ）

ジクロフェナクは内服もありますが，緩和ケア領域では経口内服がむずかしくなることが多いので，坐剤としての使用が多いと思います．また，最近は経皮吸収型製剤も発売されており，坐剤も使いにくい患者にも使用できるようになっています．

坐剤や貼付剤だと意外と忘れられがちなのですが，NSAIDsの特徴である胃腸障害や腎機能障害は剤形が変わっても起こりますので，副作用対策も忘れないようにしてください．

▶ アセトアミノフェン（アセリオ®，カロナール®）

NSAIDsとは違うのですが，第1段階の薬剤として使用されることの多い薬剤です．NSAIDsとは違い，肝代謝のため，腎機能が低下している患者にも使いやすいのが特徴です．用量依存性に効果が発現するので，鎮痛効果が

不十分な場合には増量することで効果が出る場合があります．剤形も錠剤，散剤，坐剤，注射剤と豊富なため，患者の状況に合わせて使い分けることが可能です．注射剤（アセリオ®）は1,000mgのパックがよく使用されていますが，体重の軽い方には用量調節が必要です．添付文書でも「体重50kg未満の成人にはアセトアミノフェンとして，体重1kgあたり1回15mgを上限として静脈内投与し，投与間隔は4〜6時間以上とする．1日総量として60mg/kgを限度とする」とあります．過量投与にならないように注意しましょう．市販の風邪薬などにも含まれていることがありますので，アセトアミノフェン中毒にならないように処方時は他の内服薬についても確認を怠らないようにしましょう．

［オピオイドはどう始める？］

　鎮痛ラダーに沿って，まずNSAIDsなどを使用した後に弱オピオイドから始めてみるのは1つの方法です．トラマドールはアセトアミノフェンとの合剤も発売されており，麻薬扱いにならないことからNSAIDsでは効果が乏しい痛みの際に使用することがあります．また，ラダーの第2段階で，弱オピオイドではなく，少量の強オピオイドを使用することがあります．

　筆者の経験では，がん性疼痛や呼吸困難に対して薬を使う場合には，少量の強オピオイドから始めることが多いです．理由としては，弱オピオイドでは痛みが強くなって増量していって，処方最大量に達してしまった場合，オピオイドローテーションが必要になることが大半になるためです．また，呼吸困難に対して弱オピオイドは効果が限定的であるため，肺がんや肺転移，胸水が多い患者には最初から強オピオイドで対応しています．

　そのため，以下で開始することが多いです．

---

① モルヒネ塩酸塩水和物　　　5mg
② オキシコドン塩酸塩　　　　2.5mg
③ ヒドロモルフォン速放錠　　1mg

　これらは速放性製剤の最低用量です．麻薬であることは説明したうえで始めますが，これで効果があったかどうかの判定をまず行います．また，患者が心配されているような反応が起きていないかどうかの確認の目的もあります．

まず上記の薬剤を開始して，使用が頻回になってきたら，定期（ベース）のオピオイドとして徐放性製剤を使用することが多いです．

---

① モルヒネ塩酸塩　　　　10mg/回　　1日2回12時間ごと

② オキシコドン徐放錠　　5mg/回　　1日2回12時間ごと

③ ヒドロモルフォン徐放錠　4mg/回　　1日1回24時間ごと（少量から開始したい場合は2mgからでも可）

Dr 森田より
　　国内ではオピオイドは「徐放性製剤で始める，疼痛時に速放性製剤」という考えがなぜか広まりましたが，速放性製剤を処方しておいて何回か内服してもらってから徐放性製剤に切り替えるのが昔からの国際的な標準です．トラマール®などの弱オピオイドと併用でもかまいませんので，「速放性製剤を何回か使ってみて効果を見る」という方法を引き出しに入れておきましょう．

また，定期のオピオイドを始めたら，疼痛時や呼吸困難の際に追加で使用してもらうのが先ほどの速放性製剤です（これを「レスキュー」と呼んでいます）．レスキューは定期のオピオイドの用量の約6分の1程度が目安となります．上記に記載している用量が速放性製剤，徐放性製剤ともに最小量ですから，上記が初回のレスキュー設定用量になります．

Dr 森田より
　　時々きかれるのですが，この，「6分の1」になにか根拠があるわけではありません．もともとモルヒネ水を処方していた時代に，半減期から，モルヒネを1日6回（4時間ごと）に定期内服して，痛いときは「1回分追加」をしていた名残です．

［オピオイドの用量調節はどうしたらよいのか？］

　定期のオピオイドのみで痛みが落ち着いていたら，とくに用量を増やす必要はありません．しかし，病状の進行に伴って，レスキューに使用回数が増えてきた場合，増量を考慮していきます．週に何度かレスキューを使うくらいであれば，余程つらかったり，痛みが強かったりしない限りはそのまま経過を見ることが多いですが，1日に複数回使うようになったり，毎日使うようであ

ればベースアップを検討します．いきなり量を増やすと副作用も出やすくなりますから，**現在の投与量から30〜50％程度増量する**ことを原則とします．

　ちょっとイメージがわかないこともあると思いますので具体例を挙げていきます．

・・

例　がん性疼痛で痛みを訴えていた患者

・ロキソニン®60mg，1回1錠，1日3回で投与していたが効果が不十分になってきた．
・もう少し痛みをなんとかしてほしいと相談を受けた．

・・

▶ ラダーの第1段階での対処は？

　NSAIDsとアセトアミノフェンは併用可能です．アセトアミノフェンは4,000mg/日まで増量可能です．ただし，肝臓にも負担がかかりますし，中毒の心配もあります．また高用量の製剤は剤形が大きく飲みにくいのもあり，筆者の経験では内服だと2,000mg/日を超えても効果不十分であれば，注射剤（アセリオ®）への変更や，次のステップに進むことを考えることが多いです．

▶ ラダーの第2段階での対処は？

　進行がゆっくりであることが予想される場合は弱オピオイドを始めてもよいのですが，進行が早そうだったり，呼吸困難も出てきそうだったりする場合は強オピオイドを低用量から始めることが多いです．ここではオキシコドンを経口で開始していきます．

　まず，効果を見るために

> オキノーム®散　2.5mg　疼痛時

で処方します．突出痛のときや，痛みを感じるときに内服してもらいます．効果を認め，1日に複数回使用することが多いようであれば定期の薬を開始します．この場合，最低用量の

> オキシコンチン®TR　5mg　1日2回，12時間ごと

で処方を開始します．時間を守って飲んでいただくものなので，時間はいつにしなくてはならないという決まりはありませんが，その方の生活に合わせて飲みやすい時間に設定したほうがよいでしょう．筆者は多くの場合8時，20時としています．レスキューは定期の6分の1くらいに設定しますが，最低用量が2.5mgですので，ここではそれで問題ありません．

　この後，効果不十分でレスキューの使用が目立ってきて，レスキュー回数が増えてきたら，増量(ベースアップ)を行います．とはいっても剤形としては5mgの次が10mgになりますので，

> オキシコンチン®TR　10mg　1日2回，12時間ごと

に変更します．原則は30〜50%増量なのに大丈夫？と思うかもしれませんが，低用量の場合は倍増になるので，より副作用に注意しましょう．

> Dr 森田より
> 　高齢者や全身状態が不良な患者で，もし10mg/日から20mg/日に上げるのが多すぎると感じたら，あいだに，5mg×3/日(だいたい8時間ごと)をはさんでもいいでしょう．

▶ ラダーの第3段階へ

　オキシコンチン®TR 20mg/日でも効果が不十分になってくるとさらに増量が必要です．次の段階は増量の原則に従うと30mg/日になります．

> ・オキシコンチン®TR　10mg，1錠
> ・オキシコンチン®TR　5mg，1錠　　(どちらも1日2回12時間ごと)

と処方します．ここで，レスキューですが，1日量の6分の1程度ですから，オキノーム®2.5mgではかなり不足します．ベースアップした際はレスキューもそのままでよいかを常に検討してください．レスキュー量が足りないとそれだけで頻回に使用することになり，正確に痛みが評価できない場合がありますので忘れずに！

　これでも効果が不十分だったら…と後は同じ要領ですから大丈夫だと思います．ただし，量が多くなる場合，全身状態が悪くなり内服自体がむずかし

くなってくることがほとんどです．その場合は経路変更（注射や貼付剤などに変更する）を行うことになります．また，増やしているのに効果が不十分だったり，せん妄などの副作用が出てしまったりした場合はオピオイドの種類の変更（オピオイドスイッチング）を考えていきます．これらはこの後の第2章2，3で説明します．

［レスキューについて］

　モルヒネ，オキシコドン，ヒドロモルフォンはそれぞれ同種薬で速放性製剤が出されています．しかし，タペンタドールやメサドンには今のところ徐放錠しかないため，レスキューは経口モルヒネ用量で換算して6分の1くらいになるように処方します．

　フェンタニルですが，レスキュー用の製剤はあるのですが，他のオピオイドと比べて少し特殊です．

> ・アブストラル® 舌下錠
> ・イーフェン® バッカル錠

が現在発売されています．どちらも内服ではなく，口腔内の粘膜から吸収するというのが大きな特徴です．また，他のレスキュー薬はオピオイドの導入でお試しに使うことがありますが，これらの薬剤は一定以上のオピオイドが使用されていることが望ましいです．最低量は表1のとおりです．

表1 フェンタニル粘膜吸収薬導入の際のオピオイドの最低量

モルヒネ	60 mg
オキシコンチン®TR	40 mg
フェントス®テープ	2 mg
ナルサス®	12 mg

Dr 森田より
　フェンタニル粘膜吸収薬の想定する適応は，簡単に言えば，「ベースラインの鎮痛はできているけど，急に生じる突出痛だけがある」患者群です．骨転移で動くと痛いけど，普段は痛みはない，動いてから生じた痛みは通常の速放性製剤だと効いてくるまで待てない，という患者に使用するイメージです．ベースライン鎮痛のできていない患者にレスキュー薬代わりに使う薬ではありません（現実には，フェンタニル貼付剤を開始するときにレスキュー薬として同時に処方されているプラクティスがありますが，専門家から見ると，危険で勧められない方法になります）．

また，他のレスキュー薬とは違う特徴があります.

▶ レスキュー量の決定方法

　アブストラル®を例にして説明します．

　突出痛が起きたとき，初回は100μgから開始します．

　30分後に評価して効果があれば再度突出痛が出たときに同じ量を使います．

　効果がなければ100μg追加で投与します．それでも効果がなければ，薬の量が不足していると判断し，次は200μgで試してみます．

　筆者の勤務先では**2回続けて使用してともに効果があった量を至適用量に設定**としています．実はこれは施設によって量の設定の仕方が色々あります．参考までに当院の至適用量決定までのフローチャートを示します（図3）．

▶ 使用回数の制限

　アブストラル®，イーフェン®ともに1日4回までの使用になっています．また複数の用量のものを組み合わせてはいけないことになっています．たとえばアブストラル®300μgで投与する際には100μg×3はOKですが，100μgと200μgの組み合わせはダメです（図4）．

▶ 間隔の制限

　1回目使用した後，2回目を使用するにはアブストラル®は2時間以上，イーフェン®は4時間以上空けなくてはいけません．もしその間に突出痛があった

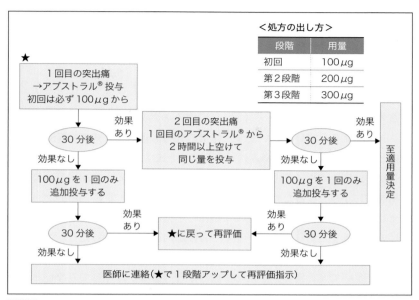

図3 アブストラル®の用量決定

［札幌南徳洲会病院オピオイドマニュアルを参考に作成］

	大丈夫な例			だめな例	
300μg	100	100	100	100	200

図4 使用回数の組み合わせ

場合は他のレスキュー薬で対応する必要があります.

　このように，レスキュー量の決め方が煩雑で，使用回数の制限や一定の間隔を開ける必要があることから，筆者の印象としては「人を選ぶレスキュー薬」です．そのため，フェンタニル貼付剤を使用している方でも，他のオピオイドの速放性製剤を使用することが多いです．ただ，効果発現は他の速放性製剤より早いため，基本的には予測できない突出痛に使用します．そのため，使うことのできる方にとっては非常に良い薬剤です．初心者には扱いがむずか

しい薬剤ですので，まず他のレスキュー薬を使うことに慣れたほうがよいと思います．

[オピオイドを始めたらNSAIDsは続ける？　止める？]

　基本的には継続します．基本的には"痛みの効果を上乗せする"というイメージで考えるとよいと思います．作用の仕方も違いますので，NSAIDsの効果とオピオイドの効果で痛みに対処していきます．

　しかし，痛みが強くなりオピオイドの量が増えてくると，NSAIDsの効果が相対的に小さくなるため，中止を考慮することがあります．正直なところ，各オピオイドがどれくらいの量になったら中止したほうがよいという明確なエビデンスはまだありません．多くの場合が内服困難になったり，腎機能や肝機能が低下してきたりするので，薬剤量を減らしていきたい場合に中止することが多いです．実際，中止して痛みがどうなるかはやってみないとわからないところがあります．中止する際に疼痛の心配がある場合は，一気に止めずに減量したり，頓用で同じ処方を出して，痛みが増強した際に使用できるようにしたりしておくことが多いです．また，NSAIDsの効果が期待できる骨転移や腫瘍熱を認めている場合は，他に問題がない限り継続していくことが多いです．NSAIDsの継続は必要そうだが，内服ができない場合は注射剤や坐剤，貼付剤に切り替えることもできます．

[オピオイドに対して不安を持つ患者にどう対処する？]

　「麻薬」と言われると不安を持つのは当然の反応だと思います．ただ，麻薬の何が不安なんでしょう？　麻薬というと悪いイメージを持っているのかもしれないし，「むかし第二次世界大戦のときに大量に使われたと聞いた」という不安かもしれないですし，「家族が副作用で苦しんだ」ということでの拒否反応かもしれません．なかには「持っていても捕まりませんか？」なんて聞いてきた人もいます．とくに麻薬や覚醒剤などで有名人が逮捕されるといったニュースがあると，そのような人が少なからずいらっしゃいます．

　もし，処方に難色を示されるのであれば，必ず「どういうところが心配なのですか？」と聞くようにしています．まずは何が不安なのかに耳を傾けましょう．

━━━ ❧ 私のプラクティス ❧ ━━━

〜「麻薬を使うと変になるのでは？」という心配にどうするか〜

麻薬でせん妄になることもあるので，もちろんまったくないとは言い切れません．

もし患者が「大量に使って眠らされたり，頭がおかしくなったりする」と思っているのであれば，以下のようにお話しします．

> **❝** そういうことが起こらないように医療用麻薬はごく少ない
> 量から始めています．**❞**

実際少量で効果は出てきますので，「大量に」というイメージをとってあげるとよいと思います．

また，具体的な数字を示したほうがわかりやすいことがありますので，その方がピンとくる方には（以下はオキシコドンの場合です），

> **❝** この薬は人によっては40mgの錠剤を1日2回飲んでいる
> 人もいます．それに比べてこの薬は2.5mgなので30倍以
> 上飲んでもそういうことは起きていないです．だから少な
> い量でまず試してみませんか？**❞**

のように説明することもあります．

［「家族が麻薬で変になった」という方には？］

確かに麻薬で何か起きてしまった可能性もありますので，まずはどのようなことがあったのかを聞いてみます．実はそれが症状が取り切れていなかったことが要因だったり，終末期せん妄だったりすることもあります．麻薬もせん妄の要因の1つですので，「もしこれから使う薬剤で変な症状が起きてしまった場合は薬剤を変えることで問題なく過ごせる場合もある」というように説明して理解していただくこともあります．

［それでも不安が払拭できない場合の対処］

　麻薬に対する拒否感が強いのに使用を始めると，医師患者（家族）関係にも悪影響が出てしまいます．納得されない場合は無理に始めず，麻薬扱いにならない弱オピオイドや鎮痛補助薬なども併用して対処します．そこまでしても楽にならない場合，その調整過程で再度麻薬処方の提案をすることがあります．

　また，「いくら少量であっても不安」とか，拒否感が拭えない方には規定用量の半分で開始することがあります．オキノーム®2.5mgを半分に分包して対応してもらったこともありました．

　このような対応を医師1人で行うのは大変です．看護師や薬剤師にも関わってもらい，これらの情報を引き出したり，説明をお願いしたりすることもあります．

文献

1）Bandieri E, et al：Randomized Trial of Low-Dose Morphine Versus Weak Opioids in Moderate Cancer Pain. J Clin Oncol **34**：436-442, 2016
　▷ 中等度の疼痛に対して，低用量モルヒネは弱オピオイドと比較して痛みの強さを大幅に軽減した，という研究結果です．

2）WHO Guidelines for the pharmacological and radiotherapeutic management of cancer pain in adults and adolescents, WHO, 2018
　▷ WHOの疼痛ガイドラインです．日本語訳も出版されています．（「WHO ガイドライン 成人・青年における薬物療法・放射線治療によるがん疼痛マネジメント」金原出版，木澤義之ら監修）

2. 内服できなくなったとき

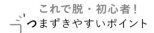
これで脱・初心者！
つまずきやすいポイント

① 患者が経口剤を飲めなくなったり，「量が多くて大変だ」という訴えが聞かれたとき，他の投与経路を考えられますか？

② 注射に変えたからといって家で過ごせないというわけではありません．在宅医療でも使える器具についても知っておきましょう．

① オピオイドの各剤形の使い方を押さえておく

　第2章1で説明したとおり，「経口摂取（by mouth）」がオピオイドを開始するときの基本です．しかし，病状進行とともに徐々に内服がむずかしくなってくることも多いです．また，内服できても，量が多くなってくると内服そのものが大変になってきます．「もう薬がいっぱいでこれだけでお腹いっぱいになりそう」なんて患者もいます．そうなったときにどうしたらよいでしょうか？

　オピオイドには経口剤のほか，坐剤，貼付剤，注射剤があります．入院では注射剤を使うことが多くなります．用量の調整がしやすいのとレスキューが早送りで対応できるというのは大きなメリットです．貼付剤は扱いが簡易ですし，坐剤は在宅診療を受けている方にも使いやすいという点があります．それぞれの利点・欠点を知り，状況に応じたオピオイドの使い方ができるようにしていきましょう．

② 在宅医療でも使える注射のための器具

　注射というと静脈注射で一気に注入したり，点滴のボトルから落とすような イメージを持っている人が多いです．しかし，実際にはオピオイドの注射 剤は少量を持続してゆっくり注入することが多いです．「注射器のついたポン プのような機械」と説明すると，「ドラマで見たことがあります」という人も少 なくないです．このような医療器具は当然病院で使うもので，家に帰ったら 使うことができない…と思いますよね？　実は家でも使えるようなものもあ ります．在宅医療についてあまり知識のない医師だと，**注射剤を使わなくて はいけない＝家では過ごせない**と考えてしまいがちです．そのような医療機 器についても知っておきましょう．

［各剤形の特徴を知ろう！］

▶ 経口剤

　内服でベースに使う経口剤は徐放錠です．これも内服後，一定の時間で薬 効が持続します．イメージとしては1日2回の薬剤は12時間，1日1回の薬剤 は24時間続くという感じです（実際には薬剤によって違いますし，患者によっ ても効果が変わってくる場合があります）．

▶ 注射剤

　モルヒネ，フェンタニル，オキシコドン，ヒドロモルフォンがあります．注 射剤は，静脈注射であれば直接的に血中濃度が上昇しますが，皮下注射で あっても比較的早く吸収されるため，薬効が早く出てきます．逆に中止した ら比較的早く効果は薄くなっていきます．

これをやったらこの職種に叱られる！

オピオイドの注射薬オーダー時の注意点

　もしオキファスト®持続皮下注射で原液を0.05mL/時間（＝12mg/日）で開始するとき，初回のオキシファスト®のオーダー量はどうしますか？

　筆者であれば50mg（5mL）で処方しています．もし20mg（2mL）でオーダーしたら…「急いで追加出してください！」って看護師や薬剤師に怒られます．なぜでしょう？

　初回はポンプから刺入部までのチューブにも薬液を充填する必要がありますから，それだけで2mLくらい必要になります．

　またオキファスト®には10mgと50mgのアンプルがあります．開始するときはポンプやチューブ類などの準備も必要ですから，アンプルを開ける作業を最低限にすることができます．

　あと，塩酸モルヒネやナルベイン®には濃度が違うものがあります（表1，図1，2）．

表1　各製品の比較

	濃度	用量		
塩酸モルヒネ	1%製剤	10mg	1mL	
		50mg	5mL	
	4%製剤	200mg	5mL	濃度が4倍
ヒドロモルフォン（ナルベイン®）	0.2%製剤	2mg	1mL	
	1%製剤	20mg	2mL	濃度が5倍

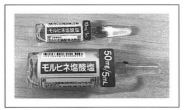

図1　モルヒネ塩酸塩

筆者の勤務先では，4%製剤は1%製剤50mgと同じ大きさのため，インシデント防止で必要時のみ購入することにしている．

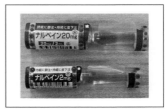

図2　ナルベイン®注

0.2%製剤と1%製剤は大きさが異なるものの，濃度の違いが大きいので注意が必要．

　濃度を変更した際には流量も再検討する必要があるので，看護師や薬剤師と一緒に確認してオーダー変更したほうがよいでしょう．

Dr 森田より

　オピオイドの注射剤は医療事故のもとになりやすいので，何をどれくらい薄めているのかに注意が必要です．とくに，モルヒネとヒドロモルフォンには4倍の濃度のアンプルがありますので，要注意です（間違えると4倍の投与量になります）．それぞれの医療機関での決まり（mgとmLを併記する→例：モルヒネ3mg（0.3mL）と記載するなど）があるので，安全管理室や薬剤部に一度確認するといいでしょう．当院では，注射麻薬はフォルダ管理されており，決まった濃度のものを決まった投与量でしか指示できないようになっています（http://www.seirei.or.jp/mikatahara/doc_kanwa/opioid/index.html）．

［持続皮下注射の限界速度はどれくらい？］

　一般的に持続皮下注射の場合は1mL/時間が限界と言われています．流量が多くなるとレスキューでの早送りの際に刺入部に疼痛が起きることがあり，1mL/時間未満でも継続がむずかしいことがあります．このような場合に前述の高用量製剤が非常に役に立ちます．

Dr 森田より

　がんばって2mL/時間でしょうか（大腿部などなるべく余裕のあるところをねらいます）．オピオイド以外に発赤しやすい薬が入っている場合には，少量のステロイドを混ぜると「もつ」ようになることがあります．皮下投与しか方法がなく高濃度アンプルもない場合は，皮下ルートを複数使います（日常生活には不便ですが）．

▶ 坐剤

　モルヒネのみ坐剤があります（アンペック®）．病院ではあまり使うことはありませんが，在宅診療では強い味方になってくれます．内服がむずかしくなった場合に使えるようにあらかじめ処方しておくことで，すぐに注射剤を用意できない場合でも投与できます．

　また，保険適用は通っていないのですが，心不全末期で経口モルヒネ投与がむずかしい患者の呼吸困難や胸部違和感に対して使用することもあります．

> **Dr 森田より**
> アンペック®坐剤は10mg/1個で比較的多いので，私は在宅の患者さんではよく，「だいたい3分の1(またはだいたい半分)を最初使ってみて」と言って，坐剤の切り方や処分の仕方を後で薬剤師さんに説明してもらっています．ちょっと少なめから使えるようにするのがコツです．

▶ 貼付剤

貼付剤としてよく使用されるのがフェンタニル製剤です．1日ごとに張り替えるもの(フェントス®テープなど)，3日ごとに貼り替えるもの(デュロテップ®パッチなど)が現在発売されています．これらの貼付剤の特徴としては，

・貼付後効果発現までに時間がかかる
・剥がしても薬効は一定時間残る

というものがあります．どちらも大体12時間くらいと押さえておけば大丈夫です．その点に注意して変更していく必要があります．

私の失敗談

貼付剤は痛いところに1枚ずつ!?

薬を変更して，フェンタニルの貼付剤にした方がいらっしゃいました．これまで真面目に内服されていて，飲み忘れることや，飲みすぎてしまうこともなかった方でした．しかし，その患者から「薬がなくなった」と連絡が来てしまいました．よくよく聞くと…「痛いところに貼ったから，右と左に1枚ずつ使っていたら足りなくなった」というものでした．

患者にとって貼り薬の痛み止めというと湿布のイメージを持つ方が多いです．「皮膚に貼れば身体に吸収されて全身に行き渡る」というように説明はしていたはずでしたが，十分に伝わりきらなかったようです．それ以降，フェンタニル貼付剤を外来で処方するときは「湿布じゃないから貼りやすいところで大丈夫ですよ」と言うようにしています．薬局にも連絡して指導をお願いしました．

また，在宅の場合であれば訪問看護師や調剤薬局の薬剤師にも協力してもらい，きちんと使えるようにした確認してもらったほうがよいですね．

［注射の際に使用するポンプについても知っておこう］

▶ シリンジポンプ

　少量の注射剤を持続的に投与する際によく使用するのがシリンジポンプです（図3）．50 mLまでのシリンジに対応できるものもあれば，5〜10 mLのシリンジを使う小型のものもあります．主にオピオイドの投与で使用するのは小型のものです．これだと携帯も可能ですので，在宅でも使用可能です．PCA（patient controlled analgesia：自己調節鎮痛法）機能付きのものもあり，在宅診療においても患者自身でレスキュー投与を行うことができます（図4）．PCA機能ではボタンを押すことで一定量の薬剤が追加投与されます．1回押すと一定時間は再投与ができなくなります．これは過量投与を防ぐための安全装置です．

▶ 輸液ポンプタイプ

　下の部分が50〜100 mLのタンクとなっており，この中に薬液を詰めておくことができます（図5）．高容量なので，一度詰めてしまえば数日使用することができます．シリンジポンプのように流量設定やPCA機能などを使うことができます．携帯も可能ですが，シリンジポンプと比べてやや大きく，薬液も多い分重くなることが欠点です．主に在宅で用いられます．

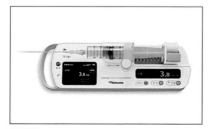

図3 シリンジポンプの一例（テルフュージョン™ シリンジポンプ38型）

［テルモ，https://www.terumo.co.jp/medical/equipment/me413.html］

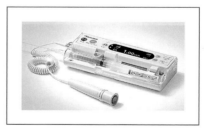

図4 PCA機能付きのシリンジポンプの一例（テルフュージョン™ 小型シリンジポンプTE-362）

［テルモ，https://www.terumo.co.jp/medical/equipment/me442.html］

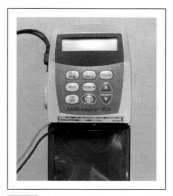

図5 輸液ポンプタイプの一例

Dr 森田より

　他にはバルーンポンプを使うところもまあまあるかもしれませんね。ルートで投与量変更のできるものがしばらくあって、その後販売されなくなったのですが、最近また販売されているようです。この手の器材は、病院ですと、「資材課」といった名前の部署で管理しているので問い合わせるとわかります。

 私の失敗談

原則に従う重要性を痛感

　フェンタニルは非がん性疼痛にも適応があります。

　以前、慢性腎臓病(CKD)、両下肢閉塞性動脈硬化症(ASO)の末期の方を入院で診ていました。下肢の虚血でかなりの疼痛を認めていたのですが、アセトアミノフェンは高用量でも効果が乏しく疼痛コントロールをどうしようかと悩んでいました。腎機能が悪くNSAIDsは使いにくく、麻薬の内服を考えましたが、非がんで使える内服薬はモルヒネしかありません。認知症でこれまでも点滴の自己抜去を繰り返していたのでフェンタニルの持続皮下注射もむずかしそう。苦肉の策でフェントス®テープ1mgを処方してみました(当時はまだ0.5mgが発売されていませんでした)。そうすると…痛みは収まってきたのですが、傾眠になってしまいました。フェントス®1mgは経口モルヒネ換算で30mgですから、開始量としてはやっぱり多いんですよね。結局、なんとか抜かれにくいところから持続皮下注射に変更して、その後は最期の時まで穏やかに過ごしてもらえました。

初心者の処世術

オピオイド投与量のカルテ記載のコツ

　オピオイドの投与量をカルテに記載するとき，どのように記載しているでしょうか？　経口剤の場合は，モルヒネ40mg/日といったように，「オピオイド名」「1日投与量」と記載することが多いと思います．

　では注射剤を使用している場合はどうでしょう？　オピオイドの投与速度のみを記載している人が多いのではないでしょうか？　たとえば，「モルヒネ0.1mL/時間で投与中，モルヒネ0.15mL/時間に増量した」というような記載です．

　正直，これは止めたほうがいいと思っています．オピオイドの投与量は1日投与量を把握することが大切であり，投与速度だけ記載しても薬液の濃度が変われば1日投与量が変わってしまいます．表1で示したとおり，同じオピオイドでも濃度が違うものがあるので，濃度の記載がなければ，投与量の間違いにつながる可能性があります．また，生理食塩水で薄めている場合は計算も複雑になってしまう場合があり，総量がわかったほうが指示変更がしやすいです．

　そこで注射剤を使用する場合，たとえば**塩酸モルヒネ（10mg/mL）0.05mL/時間【注射12mg/日】**といったように，オピオイド名（濃度）投与速度【注射での1日投与量】と記載するとわかりやすいです．このように記載することで，オピオイドの種類・濃度・投与速度・1日投与量を一目で把握することができます．施設内でのオピオイドの投与量の記載を統一しておくと，間違いが減らせるでしょう．投与する看護師も助かりますよね．

文献

1）とくひさ中央薬局在宅医療部：在宅緩和ケアにおけるPCAポンプ実践ハンドブック，フジメディカル出版，2021
　▷PCAポンプについての基本的なことがまとめられています．使用経験が浅い方には非常に参考になると思います．

2）泰川恵吾：ドクターゴンの知っておきたい在宅医療の機器・材料，薬事日報社，2016
　▷本項では触れませんでしたが，バルーン型持続注入ポンプというのもあります．文献1でもバルーン型については触れられていないので，使用する場合はこの本が参考になると思います．他の在宅機器についても写真でわかりやすく説明されています．

3. オピオイドスイッチング

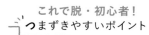
これで脱・初心者！
つまずきやすいポイント

① どんなときにオピオイドを変更したらよいか，知っていますか？
副作用が強く出てしまったり，増量しても効果が得られない場合に考
えましょう．

② 実際のオピオイド変更の方法について，その理由まで説明できます
か？　根拠に基づいて種類や剤形を変更しましょう．

① オピオイドを変更していくのはどんなとき？

　オピオイドは疼痛や呼吸困難に対して使用していきます．しかし，以前の
項で学んでいるとおり，その効果より副作用のほうが強く出てしまうことが
あります．また，症状緩和のために増量しても期待した効果が得られないこ
とがあります．さらに増量しても効果が不十分であれば，オピオイドの変更
を考えるのも1つの方法です．

② オピオイドスイッチングの具体的な方法を知っておこう

　第2章2でも説明したとおり，内服できなくなった場合は貼付剤や注射剤
に変更していくことになります．この場合，同じ種類のオピオイドに変更す
ることもあれば，剤形の関係で別の種類のオピオイドに変更することもあり

ます．また，注射から貼付剤に変えたり，内服に戻したりすることもあります．種類や剤形を変更する場合の具体的な方法について実際の事例を交えながら学んでいきましょう．

　表にして機械的に当てはめていくのも悪くはありませんが，考え方を理解しておかないと，急に内服できなくなって変更する場合など，臨機応変に対応できなくなってしまいます．シンプルな理解でも構いませんので，理由も押さえつつ，変更していけるようになりましょう．

［オピオイドの変更を考えるとき］

▶ 副作用が強い場合

　オピオイドによって起こる副作用には悪心・嘔吐，便秘，眠気，せん妄・幻覚，呼吸抑制，ミオクローヌス，セロトニン症候群など，さまざまなものがあります．対症療法を行うことが多いですし，悪心・嘔吐の場合は耐性ができて症状が消失することもあります．しかし，眠気や呼吸抑制のように対症療法がむずかしいこともあります．

　これらの症状がオピオイド以外で起きていることもありますので，原因を考えていく必要はありますが，オピオイドが原因として考えられるときには減量が必要です．減量する場合は現在の投与量の30〜50％程度減らしていきます．それでも副作用が出現してきたり，痛みや呼吸困難が出てきたりするようであればオピオイドの種類の変更を検討します．

　また，腎機能が下がっている人にモルヒネが使用されている場合，代謝産物のM6Gが蓄積されてより副作用が出やすい状況になります．それまで腎機能が問題なかったとしても，腎機能に影響を及ぼす他の薬剤の使用や，全身状態の悪化に伴い，機能が低下していくこともあります．また，高齢者ではモルヒネによってせん妄を引き起こしやすいため，他のオピオイドにスイッチングしていくことがあります．

Dr 森田より
　精神症状の出やすい高齢の方のがん疼痛は，アセトアミノフェン，
(NSAIDs頓用)，弱オピオイドでも対応できることがしばしばあります．

▶ 効果が不十分な場合

　痛みのコントロールや呼吸困難などに対してオピオイドを増量していきます．弱オピオイドの場合，量が多くなってくると増やしても思ったほどの効果が出てこないことがあります．これは弱オピオイドを使用していると耐性が出てくるためです(これを天井効果と言います)．強オピオイドの場合も増やしても薬効より副作用のほうが強く出てきてしまうことになります．その場合，オピオイドの種類の変更を考えていきます．

[オピオイドスイッチングの具体的な方法]

▶ 剤形ごとの効果が持続する時間を知っておこう

　前項で説明したとおり，各剤形ごとの薬効の持続時間はだいたい以下のようになります

経口剤(徐放性製剤)
　・1日2回の製剤　12時間　　　　・1日1回の製剤　24時間
貼付剤(フェンタニル)
　・貼付後効果発現までに12時間くらい　・剥がしても薬効は12時間くらい残る
注射剤
　・投与開始後早期に薬効は発現する

　このような特徴をざっくりとイメージしておいて，実際の変更の仕方を説明していきます．

▶ オピオイドスイッチングの3つのステップ

❶ Step 1　まず換算表から量の決定

　基本はモルヒネですので，経口モルヒネ30mgを基準とした換算表がよく用いられています．代表的なオピオイドの換算表を表1にまとめました．

　インターネットで検索すれば似たような表はいっぱい出てきます．それぞれよく見ると微妙に数値が違うことがあります．なかには数値に幅を持たせているものもありますよね．この換算表はあくまで目安であるため，個人差もあります．オピオイドを変更する際は理由があって行うわけですから，変更後の効果や副作用の出現についてきちんと評価していくことが大切です．

表1　オピオイドの換算表

	剤型	代表的商品名	用量				
モルヒネ	経口	MSコンチン®, MSツワイスロン®	30	60	90	120	150
	注射	塩酸モルヒネ	15	30	45	60	90
	坐剤	アンペック®	20	40	60	80	100
オキシコドン	経口	オキシコンチン®TR	20	40	60	80	100
	注射	オキファスト®	15	30	45	60	90
フェンタニル	貼付剤 （1日）	フェントス®	1	2	3	4	5
	貼付剤 （3日）	デュロテップ®	2.1	4.2	6.3	8.4	10.5
	注射	フェンタニル	0.3	0.6	0.9	1.2	1.5
タペンタドール	経口	タペンタ®	100	200	300	400	※1
ヒドロモルフォン	経口	ナルサス®	6	12	18	24	30
	注射	ナルベイン®	1.2	2.4	3.6	4.8	6
トラマドール	経口	トラマール®, ワントラム®	150	300	※2		

※1　添付文書上「500mgを超える使用に関する成績は得られていない」とあり
※2　300mgを超える場合は強オピオイドに変更する

Dr 森田より
　オピオイドの等価換算表は,「そのまま換算すると同じになる」わけで
はないという理解が重要です. 一般的に, 等価換算量より少なめで変
更して調節することが勧められますが, 副作用により変更するときは等
価換算量よりも少なく, 鎮痛不十分なときは同量で行うことがあります.

　また, この表は決して暗記する必要はなく, エクセルで自分で表を作った
り, 使いやすい表を縮小コピーしてラミネート加工したものを持ち歩いたり
して使うとよいと思います.
　変更の際, 注射剤は1日量で考えていきますが, 持続注射で行いますので,
実際の指示は「時間あたり何mLか」で普通は行います. そのため, 換算表ど
おりの変更はなかなかむずかしいので近い値で考えていくことが多いです(こ
れについては後の例で詳しく説明します).
　換算ミスは大きなインシデントにつながりますので, 決して暗算だけで済
ませることはせずに, 計算の経過をカルテに残したり(Step 2の記載を参考に
してください), 他のスタッフとダブルチェックしたりするなどして, 実際に
投与ミスにならないようにすることが重要です.

Column

オピオイド換算の計算に慣れるためのコツ

　この章では, 換算表から直接変更するオピオイドの量を決定していきました
が, 初心者のうちはいったん経口モルヒネ換算で算出してから, 変更先のオピ
オイドにさらに換算していくというのもおすすめです. 経口モルヒネという1つ
の統一した基準を設けておくことで, それぞれのオピオイドの強さのイメージ
ができると思います. 患者に説明するときも, 今から処方するオピオイドの量
が多いのか少ないのかを理解しておくのは重要です.
　慣れてくれば,「画像上腫瘍がかなり大きいから, オピオイドの量はこれくら
い必要だな」とか,「これくらいの痛みなら, オピオイドはこれくらい必要だろ
う」という基準ができてくると思います. 経口モルヒネ換算で慣れておくことで,
オピオイドの種類が変わっても応用が効きやすくなりますし, 自信を持って患
者に説明できるようになります.

❷ Step 2 いつやめる？　いつ始める？

前項で説明したとおり，剤形ごとに体内への吸収のされ方が異なります．そのため，変更する際には，**変更前の薬をいつやめて，変更後の薬をいつ始めるか**を明確にする必要があります．また，変更前の薬剤の血中濃度低下に合わせて，変更後の薬の量を調整していく必要がある場合もあります．

❸ Step 3 レスキューの設定

オピオイドの種類を変更する場合はレスキューも再設定します．注射剤への変更の場合変更の途中で流量を変える場合もありますが，レスキュー量はStep 1で求めた変更後のオピオイドの1日量に対して設定します．

▶ 経口剤からの変更

❶ 経口剤⇨経口剤への変更

オピオイドの種類の変更になります．12時間ごとの薬剤と24時間ごとの薬剤がありますので，それぞれ確認しましょう．

. . . .

例1　MSコンチン®60mg/日(1日2回，8時，20時)をオキシコンチン®TRに変更

Step 1　換算表からオキシコンチン®TRは40mg/日に相当．等量換算で変更．

Step 2　ともに12時間ごとの内服でよい薬です．そこで，

　　　　① 8時MSコンチン®30mg内服(これでMSコンチン®は終了)

　　　　② 20時(12時間後)　オキシコンチン®TR 20mg内服開始

　　　　③ 以降12時間ごとに内服継続

Step 3　レスキュー　オキノーム®散2.5mg

. . . .

. . . .

例2　オキシコンチン®TR 40mg/日(1日2回，8時，20時)からナルサス®へ変更

Step 1　換算表よりナルサス®12mg/日に相当．等量換算で変更．

Step 2　① 20時にオキシコンチン®TR 20mg内服(これでオキシコンチン®TRは
　　　　　　終了)
　　　　② 翌日8時よりナルサス®錠12mg内服開始
　　　　③ 以降24時間ごとに内服継続

Step 3　レスキュー　ナルラピド®2mg

. . . .

. . . .

例3　ナルサス®6mg/日(1日1回，8時)をMSコンチン®に変更

Step 1　換算表よりMSコンチン®30mg/日に相当．等量換算で変更．
　　　　ただしMSコンチン®の最小用量は10mgなので1日3回で投与する．
　　　　患者の生活時間から6時，14時，22時とする．

Step 2　① 8時にナルサス®6mg内服(これでナルサス®終了)
　　　　② 翌日朝6時にMSコンチン®10mg内服開始
　　　　③ 以降8時間ごとに内服継続

Step 3　レスキュー　オプソ®5mg

. . . .

　この場合MSコンチン®開始がナルサス®の効果が切れる時間より若干早くなっていますが，8時間ごとの内服で患者の内服可能な時間を考えてスタートをそこに合わせています．まだ量も少ないので多少早くても大きな副作用が出る可能性が低いでしょう．

　このように1日2回の薬剤であっても，用量の関係で2回に分けることがむずかしいときは3回で内服することもあります．

❷ 経口剤⇒注射剤への変更

　この変更を行うことが一番多いと思います．

　1日2回内服の薬剤からの変更の場合，効果が12時間くらい続くわけですから，最後に内服してから12時間後から注射を開始していきます．

　1日1回の薬剤であれば効果が24時間くらい続くので，最終内服の24時間後に注射を開始という具合になります．具体例で見ていきましょう．

. . . .

　例　オキシコンチン®TR 40mg/日（1日2回，8時，20時）をオキファスト®に変更

Step 1　換算表より

$$オキシコンチン®TR 40mg＝オキファスト®注30mg$$

となります．注射の場合は持続皮下注射か持続静脈注射になることがほとんどです．ここでは注入速度が0.05mL/時間単位のテルフュージョン™小型シリンジポンプを使うこととします．

　オキファスト®の場合，1mL＝1mgですから1日量として可能なのは，

$$24mg（0.10mL/時間）か36mg（0.15mL/時間）$$

になります．

　このとき，もし疼痛が強くなっているなら増量換算で36mgとします．等量換算になるように生理食塩水で薄める方法もありますが，あまり複雑なオーダーになって投与ミスが起きてもいけませんので，開始用量で薄めて使いたい時以外は基本原液で使ったほうがよいと思います．

　以下は36mg/日で設定したとして考えていきます．

Step 2　薬剤の変更時間

　① 8時：オキシコンチン®TR 20mg内服（これでオキシコンチン®TR終了）

　② 20時：オキファスト®注 0.15mL/時間で開始

Step 3　レスキューの設定

　レスキューは注射の1〜2時間分を早送りとして設定します．持続注射の開始時間は最終内服から12時間後ですが，レスキューとして使えるように早めに接続しておくと良いです．「持続皮下注射開始前でもレスキュー0.30mL使用可」とカルテに指示を残しておけば看護師も動きやすいです．

　実際，持続注射開始前にレスキュー頻回になるようであれば，注射の開始を前倒しすることがあります．

. . . .

❸　経口剤⇨貼付剤への変更

貼付剤は薬効発現に時間がかかるわけですから，ちょっと工夫が必要とな

ります. 結論から先に示すと以下のようになります.

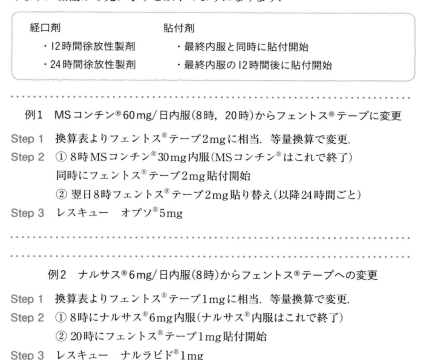

経口剤	貼付剤
・12時間徐放性製剤	・最終内服と同時に貼付開始
・24時間徐放性製剤	・最終内服の12時間後に貼付開始

例1 MSコンチン®60mg/日内服(8時, 20時)からフェントス®テープに変更

Step 1 換算表よりフェントス®テープ2mgに相当. 等量換算で変更.

Step 2 ① 8時MSコンチン®30mg内服(MSコンチン®はこれで終了)
同時にフェントス®テープ2mg貼付開始
② 翌日8時フェントス®テープ2mg貼り替え(以降24時間ごと)

Step 3 レスキュー オプソ®5mg

例2 ナルサス®6mg/日内服(8時)からフェントス®テープへの変更

Step 1 換算表よりフェントス®テープ1mgに相当. 等量換算で変更.

Step 2 ① 8時にナルサス®6mg内服(ナルサス®内服はこれで終了)
② 20時にフェントス®テープ1mg貼付開始

Step 3 レスキュー ナルラピド®1mg

　この場合, 翌日以降のフェントス®テープの交換は前倒しして貼り替えやすい時間に変更することが多いです. 入院中であれば, 基本的に日勤帯にしたほうがよいです. 在宅であれば, 患者の貼り替えやすい時間帯に設定したほうがよいでしょう.

▶ 注射剤からの変更

❶ 注射剤⇒経口剤への変更

　コントロールが落ち着いて在宅に戻る場合, 注射のままでも対応はできますが, 内服できるのであれば経口剤に変更したほうがQOLは上がりますよね.

....

　例　オキファスト®36mg/日（0.15mg/時間）⇒オキシコンチン®TRに変更

Step 1　換算表よりオキシコンチン®TR 48mgに相当. 若干増量換算として
　　　　50mg/日で設定.
　　　　1日2回8時と20時内服とする.

Step 2　8時にオキシコンチン®TR 20mg 1錠と5mg 1錠内服. 同時にオキファス
　　　　ト®止め.

Step 3　レスキュー　オキノーム®散10mg

....

　痛みが落ち着いている場合はオキシコンチン®TRを40mg/日にすること
もありますが，筆者の経験では，増やすか減らすかは換算量に一番近い量に
なる内服の組み合わせにすることが多いです.

> Dr 森田より
> 　投与量が多いときは，注射剤の減量を段階的に行う場合もあります
> ね. 内服と同時に中止するとして，4～6時間後までは25～50%減量し
> て継続するなどです（決まったやり方があるわけではないです）.

❷ 注射剤⇨注射剤への変更

　基本的にはそのままスイッチングします. モルヒネ注とオキファスト®の変
更であれば換算量が同じなので大きな問題はないですが，薬の組み合わせに
よっては流量が大きく変わります. ポンプから刺入部までのチューブ内には
1～2mL程度の薬液が残っていますから，流量が大きく変わる場合はその
チューブも変更後の薬剤を満たしたものに変えてもらう必要があります.

....

　例　オキファスト®24mg/日（＝0.1mL/時間）をフェンタニル注に変更

Step 1　換算表より

オキファスト®30mg＝フェンタニル0.6mg

オキファスト®24mg＝フェンタニル0.48mg

フェンタニル注は1mL中に0.05mgだから0.48mgは9.6mL相当.
9.6mL/日＝0.4mL/時間だから,

フェンタニル注 0.4mL/時間に流量設定（等量換算）

Step 2　注射の準備ができ次第フェンタニル注に変更

Step 3　レスキュー2時間分早送り(0.8mL)

・・

　ちょっとした比例計算が必要になります．インターネットで検索すると，
注射剤を変更するときの早見表が出てくると思います．それを使用しても構
いませんが，他の薬液を混ぜて使用する場合や生食で薄めて使っているケー
スなどもありますので，計算はできるようにしておきましょうね．

❸ 注射剤⇒貼付剤への変更

　在宅に戻るけれども，内服が厳しい場合，そのまま持続皮下注射で帰って
いただくこともできますが，やはり貼付剤のほうが扱いは楽です．

・・

　例　フェンタニル注 0.6mg/日(0.5mL/時間)⇒フェントス®テープに変更の場合

Step 1　換算表よりフェントス®テープ2mgに相当．等量換算で変更．

Step 2　① フェントス®テープ貼付．このとき注射はそのまま継続．

　　　　② 貼付6時間後，フェンタニル注0.25mL/時間に減量（半分量にする）

　　　　③ 貼付12時間後，フェンタニル注　中止

Step 3　レスキュー　オキノーム®散5mg/ナルラピド®2mgなど

・・

> Dr 森田より
> 　貼付剤の場合は立ち上がりが遅いので，2段階くらいかけて注射剤を
> 減量するほうが安全です．

　レスキューは注射がつながっている間はフェンタニル注の早送りでもよい

ですが，効果を見るために変更後のレスキューを試したほうがよいと思います．

▶ 貼付剤からの変更

❶ 貼付剤⇨経口剤への変更

あまりないパターンですが，内服できるのに貼付剤から始まっているケースもあります．またオピオイドスイッチングでその必要性が出ることもあります．

剥がしてから6〜12時間後に内服を開始します．痛みが強い場合は早めに変えたり，副作用対策で変更する場合は遅めに変えたりすることもあります．とくにそういう問題がない場合は，経口剤の飲みやすい時間帯で設定すればよいでしょう．

. . . .

例　フェントス®テープ2mg⇨オキシコンチン®TRへの変更

Step 1　換算表よりオキシコンチン®TR 40mg/日に相当．等量換算で変更．

Step 2　① フェントス®テープを10時に剥がす．

　　　　② オキシコンチン®TR 20mgを20時に内服開始．以後12時間ごとに内服．

Step 3　レスキュー　オキノーム®散5mg

. . . .

❷ 貼付剤⇨注射剤への変更

在宅療養されている方で，貼付剤で疼痛コントロール不良になってきた際に，入院で薬剤調整を行う場合があります．貼付剤は用量調整がしにくいため，注射剤に変更して調整することが多いです．

例　フェントス®テープ2mgからオキファスト®注の持続皮下注射に変更の場合

Step 1　換算表よりオキファスト®30mg/日に相当.
　　　　持続皮下注射の場合0.1mL/時間＝24mg/日か0.15mL/時間＝36mg/日
　　　　今回は少なめ換算の24mg/日で設定します.
Step 2　① フェントス®テープを剥がす.
　　　　② 剥がして6時間後にオキファスト®0.05mL/時間で開始（予定の半分量）
　　　　③ 剥がして12時間後にオキファスト®0.10mL/時間に増量
Step 3　レスキューはオキファスト®0.20mL早送り

　このときレスキューは予定の24mg/日に対して設定します.　そのため，剥がす際にはこの後使用する注射を用意して，いつでも開始できるようにしておきましょう.

❸ 貼付剤⇨貼付剤への変更

　これはフェンタニルの1日製剤⇨3日製剤への変更や3日製剤⇨1日製剤への変更の場合になると思います.　いずれも次の貼り替えのタイミングで変更すれば大丈夫です.

例　フェントス®テープ2mgをデュロテップ®パッチに変更

Step 1　換算表よりデュロテップ®パッチ4.2mgに相当
Step 2　フェントス®テープ最終貼付から24時間後にデュロテップ®パッチ貼付
Step 3　レスキューは変更なし

　換算は慣れてくると大丈夫だと思いますが，投与開始・終了をいつにするかは都度確認が必要だと思います.　これまで説明した9つのパターンをまとめたものが表2になります.　まとめとして参考にしてください.

表2　剤形ごとの変更前後の投与開始・終了時間

変更前 ＼ 変更後	経口剤	注射剤	貼付剤
経口剤	・1日1回の製剤 ⇒最終内服から24時間後に変更 ・1日2回の製剤 ⇒最終内服から12時間後に変更	・次の内服をする時間から注射薬開始	・1日1回の製剤 →最終内服から12時間後に貼付開始 ・1日2回の製剤 →最終内服と同時に貼付開始
注射剤	・経口剤開始と同時に注射剤終了	・そのままスイッチングする	・貼付後は6時間後までは注射剤そのまま継続 ・6時間後に注射剤の流量を半分に減量 ・12時間後に注射剤中止
貼付剤	・剝がして6〜12時間後に内服開始	・剝がして6時間後に変更後の薬剤を予定の半分の流量で開始 ・12時間後に予定の流量にアップ	・変更前の薬剤の貼り替えのタイミングで次の薬剤に変更

オピオイドが多くてもそのまま全量変更しても大丈夫？

　変更前のオピオイドが少量の場合は換算表そのままに変更することがありますが，元のオピオイドの量が多ければ急に変更することで退薬症状の出現や痛みや呼吸困難などの症状が出てくる場合があります．そのため，高用量の場合は，段階を踏んでオピオイドを変更していくことがあります．

　では，高用量ってどれくらいでしょう？

　とくにガイドラインなどで具体的に量が明記されているわけではないのですが，厚生労働省発行の「医療用麻薬適正使用ガイダンス」において，

比較的高用量（モルヒネ換算量で120mg/日以上）

とあります．そこで経口モルヒネ換算で120mg/日以上であれば分割して変更したほうがよいと思います．それ以下であっても，疼痛の増悪や副作用の出現が心配で，急いで変更しなくても大丈夫な場合は段階を踏んで変更していきます．

　しかし，腎機能低下時のモルヒネからのスイッチングなど，急ぐ必要があ

る場合はいきなり全量を変更せざるを得ません. その際は4分の3くらいの換算用量で変更したほうがよいです.

これは, オピオイド間の不完全な交差耐性によるものといわれています. オピオイドの使用を続けていくと耐性ができてしまいます. 交差耐性とは, 使用していた薬剤だけでなく, 似たような構造を持つ他の薬剤にできてしまう耐性のことをいいます. しかし, オピオイドの場合, 構造は似ている部分が多いですが, この交差耐性が不完全なものと言われています. そのため, あるオピオイドで耐性ができていても, 他のオピオイドに変更することで, 落ちていた鎮痛などの効果をまた得ることができます. そのため, 換算表で等量の変更を行った場合, 相対的にオピオイドの効果が過剰になってしまうため, 減量換算したほうがよいわけです.

分割して変更していくのも, この交差耐性によりオピオイドが過量になったり不足したりしないように観察していくプロセスといえます.

以下に具体例を挙げます. 同じように3つのステップで考えていきましょう.

例1　MSツワイスロン®240mg/日をオキシコンチン®TRにスイッチング

Step 1　換算表によると等量換算では, オキシコンチン®TR 180mg/日
　　　　ここでは等量換算で2回に分けてスイッチングしていくこととします.
Step 2　まず半分量を変換
　　　　① MSツワイスロン®最終内服から12時間後
　　　　② MSツワイスロン®60mg
　　　　③ オキシコンチン®TR 45mgを内服
　　　　②を続けてとくに問題がなければ②の最終内服12時間後にオキシコンチン®TR 90mgを内服, MSツワイスロン®はここから中止とします.
　　　　以降12時間ごとにオキシコンチンTR 90mg/回内服
Step 3　レスキュー　オキノーム®30mg/回

このようになります. しかし, 実際には副作用の心配があるため, Step 2①のオキシコンチン®TRは少なめに変更することが多いです. 30〜35mg/回でまず始めてもよいと思います. それで疼痛が出てくるようであればStep 2

②の段階で問題ありと判断し，オキシコンチン®TRを45mg/回にする，というような評価を行っていきます．

> **Dr 森田より**
> 　オピオイドスイッチングの途中で「いい感じ」になったら，さらに予定どおりのスイッチングを行うか，そのまま(併用のまま)しばらく様子を見るかは人によって考え方が違うところです．シンプルさを好む人は予定どおりスイッチングするでしょうし，あえて進めなくてもよさそうと考える人はそのまま併用にしています．併用にする場合は，「オピオイドコンビネーション」と呼ばれたりします．

・・

例2　モルヒネ注96mg/日(0.4mL/時間)をオキファスト®に変更(腎機能低下のため)

Step 1　換算表によると等量換算でオキファスト®96mg/日
　　　　　腎機能低下による変更なので減量換算でオキファスト®72mg/日
　　　　　(0.30mL/時間)に設定

Step 2

Case 1　時間をかけられるとき(2回に分割して変更)
　　　　　① オキファスト®注0.15mL/時間で開始(目標の半分量)
　　　　　　　同時にモルヒネ注0.20mL/時間に減量
　　　　　② ①を継続してとくに問題なければオキファスト®0.30mL/時間に増量
　　　　　　　同時にモルヒネ注は中止とする

Case 2　急いで変更が必要なとき
　　　　　オキファスト®注0.30mL/時間で開始
　　　　　同時にモルヒネ注を中止
　　　　　傾眠傾向あればオキファスト®減量，疼痛増強あればレスキューで対応

Step 3　レスキュー　オキファスト®0.60mL早送り

・・

　この場合のオキファスト®の増・減量の考え方はオピオイドの調整するときと同じです．

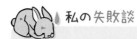 私の失敗談

いきなり20倍も増量された!?

　以前他院からフェントス®テープ2mgでコントロールがうまくいかないと紹介を受けた方がいました．外来での薬剤調整だったのですが，内服もできる方だったので，換算表どおりにオキシコンチン®TR 40mg/日に変更して1週間後にフォローすることとしました．

　ところがその2日後に家族から患者がかなり痛がっていると電話があり，受診してもらうこととしました．

　よくよく聞くと…

> **これまで1日2mgだったのに，いきなり1回20mgになって，しかも2回も飲むなんてとても怖かった**

というものでした．結局，副作用が起きるのではないかと心配で服用していなかったんですね．

　オピオイドを開始する時はもちろんですが，変更するときも患者は不安に思うものです．このときは，「薬の種類が違いますが，どちらもモルヒネだと60mgに相当する量なんです」と説明して，以降は内服していただけました．

　こういった不安にもきちんと対応しなくてはならないと思った苦い経験でした．

文献

1）日本緩和医療学会（編）：がん疼痛の薬物療法に関するガイドライン2020年版，金原出版，2020
　▷ 学会発行の疼痛ガイドラインです．学会ホームページから見ることもできます．https://www.jspm.ne.jp/publication/guidelines/individual.html?entry_id=85

4. どうする？ 突出痛

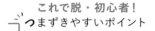

① 持続痛と突出痛の違いを理解していますか？　持続痛がコントロールされていない状態では突出痛とはいえません.

② 突出痛は常にレスキューで対応可能でしょうか？　突出痛はまず，予測可能なものと予測不可能なものに分類します.

③ 患者全員の痛みを0にしようとするのは現実的ではありません.　患者ごとに鎮痛の目標を設定します.

 ## 持続痛と突出痛の違いを理解する

　「痛み」と一言で言っても，色々なタイプに分類されます.　患者が痛みを訴えたときに，痛み止めを処方するのは，患者思いで素晴らしいのですが，「痛み」を一括りにして，「痛み＝痛み止め」であったり，少しオピオイドを勉強されている方だと，「痛みあり＝オピオイドベースアップ（定期投与量の増量）」としてしまうのが，初心者のはまりやすい落とし穴になります.「痛み止めを増やしても患者の痛みの訴えがあまりよくならない…」，そんなときに痛みについてもう少し詳しく問診すると，「突出痛」が問題となっていることがあります.**突出痛は「持続痛」と異なるアプローチが必要であると認識することが，脱・初心者の第1歩といえます.**

> Dr 森田より
> 「突出痛」は breakthrough pain の日本語訳がだんだんと定着していったものですが，比較的最近の用語です．それ以前は，「体動時痛」(骨転移で身体を動かしたときに痛いことが多いので)，「間欠痛」(持続痛の反対という意味で)などといろいろに呼ばれていました．

② 突出痛は予測可能なものと予測不可能なものに分類する

突出痛を学び始めた頃によく犯す間違いとして，「突出痛はレスキューで対応する」ということが挙げられます．悪くない対応なのですが，半分正解で半分間違いといえます．**予測できる突出痛はレスキューで対応可能なこともありますが，予測できない突出痛はレスキューでの対応はむずかしいです．**

予測できる突出痛の対応におけるよくある誤解として，「突出痛に備えてレスキューを使用したから大丈夫」と過信して，痛みを誘発するような行動をとってしまうことが挙げられます．たとえば，腰椎転移を有する患者では体動に伴い腰痛が出現します．体動直前にレスキューを使用して動いたとしたら…．当然ながらレスキューは効いていないので動いたら痛いです．レスキューの効果発現時間を考えて投与時間を設定することが必要です．

予測できない突出痛への対応でのよくある間違いとして，「レスキューだけで対応する」ということが挙げられます．たとえば，肋骨転移とがん性胸膜炎を有する患者では，咳嗽に伴い胸痛が出現します．咳嗽後に患者が胸痛を訴えるためにレスキューを使用したとしても，レスキューが効くころには自然に収まることのほうが多いでしょう．もしくは，患者がナースコールを押して，看護師が訪室して話を聞いて，ステーションに戻って，金庫からレスキューを取り出して，ダブルチェックして，ようやく患者の部屋に戻ったときには，痛みは自然に落ち着いているかもしれません．このような予測できない突出痛に対しては，**突出痛の誘因がわかっている場合には，誘因の頻度を下げるようなアプローチ(本例では咳嗽のコントロール)が求められます．**

③ 患者ごとに鎮痛の目標を設定する

　突出痛に限った話ではありませんが，**患者ごとに治療目標が異なることを理解しておく必要があります**．患者だけでなく医療者も，痛みを0にしたいと思っていますが，病態や薬物療法による副作用などを考えると全員が痛みを0にできるわけではありません．たとえばですが，食道に腫瘍があり，嚥下時痛がある患者の痛みを0にするにはどうすればよいでしょうか？… 一切の飲食を止めればよいのですが，それでよいのでしょうか？　現実的には，ある程度の痛みを許容してもらいつつ，食形態を工夫するなどして対応します．患者も「食事できないくらいなら多少の痛みは我慢します」と話すと思います．そして，この「多少の痛み」がどの程度まで許容できるかを相談していく方向になると思います．このように，患者ごとに目指す鎮痛の目標は異なるので，決して「全員の痛みを0にする(0にすべき)」という落とし穴にはまらないようにしましょう．

私のプラクティス

～痛みの評価のコツ～

　痛みについて問診するときに，まずはそれが持続痛なのか，それとも突出痛なのかを尋ねます．「1日を通して結構痛みに困ってますか？」という内容で聞くことが多いです．突出痛の患者であれば，「動いたときだけです」や「咳をしたときです」などと「誘因」を教えてくれることが多いので，その「誘因」の頻度を下げるための方法を患者に提案していくことが多いです．入院中であれば，「誘因」については看護師が多くの情報を持っていることが多いので，尋ねてみることも有益です．

　また，患者は薬物療法，とくにオピオイドを調整することで突出痛が0になる（または0に近づく）と思っていることが多いので，「薬物療法だけで突出痛を0にすることはできない」ということを明確に伝えるようにしています．それと同時に，personalized pain goal（PPG，後述）を設定して，何かアプローチするごとに，PPGを達成したか，ないしはPPGに近づいたかを細かく評価するようにしています．

> Dr 森田より
> 　PPGはたいていの人で3くらいなのですが，「0」といわれるとちょっとドキッとします（0にできるかなあ…という気になります）し，一方，「6」といわれるとむっちゃ痛くなったときは10超えるんじゃないか…と思ったりします．

痛みをパターンによって分類する
～持続痛と突出痛～

　痛みをパターンで分類したとき，①1日12時間以上持続する痛みを「持続痛」，②持続痛の強さは軽度であるにもかかわらず発生する一過性の痛みを「突出痛」と分類します．図1～4を用いて違いを説明します．

　図1は持続痛も突出痛も認めない理想の状態です．この状態で薬物療法などによる副作用もコントロールできているなら，患者のQOLは非常に高いことが予想されます．

　図2は持続痛が軽度であり，突出痛を1日複数回認める状態です．現実ではこのようなパターンの患者が多いです．矢印で示す突出痛に合わせてレスキュー使用などで対応します．

　図3と図4はいずれも持続痛がコントロールされていない状態です．とく

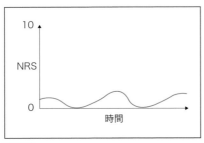

図1　痛みのパターン（ほとんど痛みなし）

NRS：Numerical Rating Scale

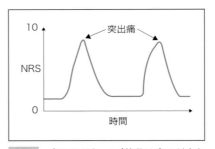

図2　痛みのパターン（普段は痛みが少ないが時々強い痛みがある）

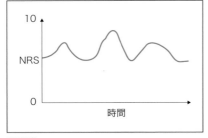

図3　痛みのパターン（普段から強い痛みがあり変動がある）

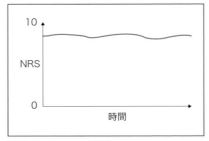

図4　痛みのパターン（強い痛みが1日中続く）

に図3は持続痛が強くなったり弱くなったりしており，一昔前は，この状態でも一過性に痛みが増強した際は突出痛としてとらえられていました．図3および図4のパターンでは，まずは強い持続痛をコントロールして，図2のパターンに近づけることを目指します．全体的にグラフを下に動かすイメージです．図2のように，「**普段は痛みが落ち着いている患者に生じる一過性の痛み**」**が突出痛である**と正しく認識しましょう．

▶ 対応

持続痛がコントロールされていないようであれば，持続痛へのアプローチを優先します．つまり，患者の痛みのパターンが図2のようであるかを確認します．また，画像や病態から突出痛が出現しうるものかも確認します．

［突出痛の特徴〜それは本当に突出痛？〜］

突出痛の痛みがピークに達するまでの時間は5〜10分程度と短く，痛みの持続時間は30〜60分程度です．突出痛の部位はほとんど（8割程度）が持続痛の部位と一致しますが，一致しないこともあります．基本的には突出痛は「持続痛の一過性の増強」と考えられますので，**突出痛の回数が多いときは，持続痛との関連性を考える必要があります**．1つ目としては，持続痛が増悪している可能性を考えます（厳密にはこの時点で突出痛の定義からは外れます）．この場合には痛みがピークに達するまでの時間がややゆっくりであるという特徴があります．2つ目として，とくにオピオイド鎮痛薬の内服前に突出痛が多くみられる場合には，オピオイド定時鎮痛薬の切れ目の痛みである可能性があります．こちらも痛みがピークに達するまでの時間がややゆっくりであるという特徴があります．これらの特徴がすべての突出痛に応用できるわけではありませんが，突出痛診療の助けになる可能性はあると考えています（表1）．

表1　突出痛の分類と時間的特徴

	ピークに達するまでの時間	持続時間
誘因あり，予測できる痛み	非常に短い	非常に短い
誘因あり，予測できない痛み	非常に短い	非常に短い
誘因なし	短い	短い

表2　突出痛のサブタイプ

突出痛	体性痛	内臓痛	神経障害性疼痛
予測できる突出痛・誘因あり，予測できる痛み	体動時痛	排泄・嚥下・咳嗽などに伴う痛み	姿勢や体動による神経圧迫などの刺激に伴う痛み
予測できない突出痛・誘因あり，予測できない痛み	ミオクローヌスや咳嗽などの不随意な動きに伴う痛み	蠕動に伴う疝痛	脳脊髄圧上昇などの不随意な動きによる神経の圧迫
予測できない突出痛・誘因なし，予測できない痛み	特定できる誘因がなく生じる突出痛		

突出痛をパターンによって分類する ～予測できる突出痛と予測できない突出痛～

　突出痛はまず，「予測できる突出痛」と「予測できない突出痛」に分類します（表2）．それぞれの特徴に合わせた薬物療法・ケアが必要になります．

　「予測できる突出痛」として，骨転移による体動時痛や消化管通過障害による嚥下時痛，尿路通過障害による排泄時痛などが挙げられます．これらの痛みは突出痛の「誘因」があることが特徴です．つまり骨転移であれば「体動」，嚥下時痛であれば「食事や飲水」，排泄時痛であれば「排尿や排便」です．痛みの「誘因」の頻度を下げるアプローチを看護師を含めた多職種で行っていくことが必要です．しかし，「体動」は避けることも可能でしょうが，「食事や飲水」および「排尿や排便」は避けることができません．「誘因」を避けられない場合はレスキュー薬の予防投与が原則となりますが，予防投与だけでなく表3のような非薬物療法を組み合わせていくことが必要になります．

表3　レスキュー薬の効果発現までの時間

薬剤	効果発現時間	
オピオイド注射薬フラッシュ	2.5〜15分	短
フルルビプロフェン アキセチル注射液 フェンタニル口腔粘膜吸収薬	10〜15分	
アセトアミノフェン静注液	15〜20分	
経口短時間作用型オピオイド	20〜30分	
モルヒネ坐剤 ジクロフェナク坐剤 ロキソプロフェン錠 アセトアミノフェン錠	30〜60分	長

> **Dr 森田より**
> 　ちょっと印象的な「誘因」としては，炎症性乳がんの高齢の方の「着替え」というのがありました．衣服が触れると痛いのですが，気がつかないで衣服の脱ぎ着を介助しているときに，「着替えのときが痛いのかな？」と看護師さんが気がついてから痛みがなくなりました．鎮痛は薬だけじゃないという大事なポイントです．

　「予測できない突出痛」の誘因としてはミオクローヌスに伴う痛み，咳嗽による肋骨転移痛，腸蠕動亢進による痛み，膀胱の攣縮による痛み，脳脊髄圧亢進による頭痛などが挙げられます．いずれも痛みの「誘因」は特定できても，「誘因」の発生を予測できないことが特徴です．予測できる突出痛と同様に，痛みの「誘因」の頻度を下げるアプローチをしつつ，迅速なレスキュー薬投与が求められます．

　「予測できる突出痛」は日常生活動作が障害される傾向があり，「予測できない突出痛」は，いつ痛みが生じるかわからない不安が強くなる傾向があるといわれているため，「誘因」を適切に評価し，アプローチすることが求められます．なお，不安でレスキューを使用している場合には，ケミカルコーピング（第4章2参照）の可能性があるため注意しましょう．

表4　突出痛への非薬物療法

非薬物療法	臨床例
放射線治療	・骨転移・皮膚転移・リンパ節転移に対する緩和照射 ・脳転移に対する定位照射や全脳照射
神経ブロック	・肋間神経浸潤を伴う肋骨転移に対しての脊髄神経根ブロック ・排泄に伴い悪化する会陰部痛に対してのくも膜下フェノールグリセリンブロック
インターベンションラジオロジー	・脊椎転移に対しての経皮的椎体形成術
手術療法	・骨転移に対しての固定術 ・消化管閉塞に対しての人工肛門造設術
ケア	・体動時痛に対してコルセットや補助具の導入 ・リハビリテーションによる痛みの出にくい動作訓練

▶ 対応

　患者にどのようなときに突出痛が生じるかを問診します．つまり，突出痛の誘因を同定して，予測できる突出痛なのか予測できない突出痛なのかを判断します．予測できる突出痛の場合は予防的にレスキュー使用を検討します．看護師を含めた多職種で「突出痛の誘因」を情報共有しておくことも大切です．経口剤であれば誘因の30〜60分前に内服，注射剤であれば誘因の5〜10分前に投与することが多いです．表4をもとに投与時間を設定してください．

［レスキューの効果発現時間を理解する］

　レスキューと一括りにしている薬剤でも，効果発現時間は大きく違います．これらの違いを理解しておくことで，予測できる突出痛への対応において，どれくらい前にレスキューを使用すべきか，どれくらいの間隔でレスキューを使用してよいのかが理解できます．

　表4に代表的なレスキューの効果発現時間をまとめました．大まかではありますが，経口剤では30〜60分，注射剤では10分以内という違いがあります．レスキューという言葉の響きから数分以内に効くと思っている人は医療者でも患者でも意外と多いので注意が必要です．例外として，フェンタニル口腔粘膜吸収剤は投与後数分で効果が発現します．しかし，本薬剤は投与

量の設定が複雑であるなど，玄人向けの薬剤です．使用する際は周囲の緩和ケア医や先輩に相談して使用してください（詳しくは第2章1参照）．

> **Dr 森田より**
> 予測できる突出痛に「予防投与」をする場合は，30〜60分前の内服が効果的です．入浴の前，食事で身体を起こす前，入院中で検査や放射線照射に行く前などの60分前にオピオイドを投与して，さらに直前にアセトアミノフェンやNSAIDsの注射もかぶせれば痛みを最小限に予防することができます．

［患者ごとに痛みの治療目標を設定する］

繰り返しになりますが，突出痛を0にすることは非常にむずかしいです．薬物療法に限らず，非薬物療法（表4）の放射線治療や神経ブロック，インターベンションラジオロジー，手術療法を行っても突出痛が残存する患者は少なくありません．そこで，患者が日常生活を送るにあたって許容できる目標（PPG）を設定して，「妥協点」を見つけていくことが現実的です．極端な話，レスキューが1日7〜8回と多いように見えても，患者に尋ねてみると「鎮痛の目標」に達していることもあります．レスキューの回数ではなく，「患者ごとの鎮痛の目標（PPG）」を念頭に突出痛の診療にあたりましょう．PPGの設定にあたっては，図5〜7に示すような痛みの評価スケールを用いて設定するのも有効です（例：「今はNRS 7なので，目標は半分以下のNRS 3」など）．

▶ 対応

患者にも正直に「あなたの抱えている痛みを0にすることはできませんが0に近づけることができるように最善を尽くします」と伝えます．そのうえで，現実的な患者の痛みの治療目標を設定します．レスキューの使用回数を目標にしないように注意しましょう．

```
0  1  2  3  4  5  6  7  8  9  10
```

図5　Numeric Rating Scale

痛みを0から10の11段階に分け，痛みがまったくないのを0，考えられる中で最悪の痛みを10として，痛みの点数を問いかけます．

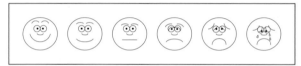

痛みなし　少し痛い　痛い　かなり痛い　耐えられないくらい痛い

図6　Verbal Rating Scale

痛みの強さを表す言葉を順に並べて，現在の痛みを表している言葉を選んでもらいます．

図7　Faces Pain Scale

現在の痛みに一番合う顔を選んでもらいます．3歳以上で使用可能です．

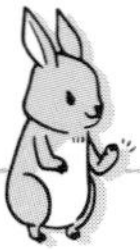

さらにレベルアップしたい人のために

骨転移による体動時痛への対応

　突出痛でもっとも多いのが骨転移(とくに脊椎転移)による体動時痛です．非薬物療法において，放射線治療を施行することも多いのですが，照射直後にすぐに効果が発現するわけではなく，効果のピークは照射後約1ヵ月程度であることに注意が必要です．放射線治療科に紹介しただけで満足せず，コルセット作成や薬物療法の調整なども並行して行うことが必要です．また，放射線治療においては，とくに骨転移において，照射直後に照射部位に一致して一過性に痛みが増悪するpain flareと呼ばれる現象が起きることがあります．コルチコステロイド投与の有効性が示唆されていますが，患者にあらかじめ説明しておくとよいでしょう．

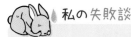 私の失敗談

レスキューが多ければ即ベースアップ !?

緩和ケアを学び始めたころ,「レスキュー回数が多ければ, ベースアップを考える」というように思い込んでいました. そのため, 電子カルテの経過表をみて, レスキュー回数が多いと, 安易にベースアップを行っていました.

そのような時期に, 高齢の腰椎転移を有する患者が緩和ケア病棟へ入院されました.「腰が痛い」とのことで, オピオイドを導入したのですが, 一向にレスキュー回数は減らず, ベースアップを行い, 最終的には痛みもとれず, せん妄になってしまいました.

看護師と情報共有を行うと,「トイレなど移動前に予防的にレスキューを使用していた」「安静時の痛みはオピオイドを導入してすぐに落ち着いていた」ことがわかりました. つまり, 突出痛に対するレスキューを, 筆者が「疼痛コントロール不良」と浅はかに判断してしまったのが大きな間違いでした. そして, 職種間での情報共有が不足しており, 鎮痛の目標が職種ごとに異なっていたことがわかりました.

この経験を経て, 現在では「レスキューが多い人」を見かけたときには, 多職種でのカンファレンスを通して, アセスメントを見直すなどの工夫を行っています. 入院環境下では, 看護師がもっとも患者の情報を有していることが多いので, 積極的にアドバイスを求めるようにしています.

> Dr 森田より
> レスキュー回数が多い＝鎮痛が悪いというわけでもないので, 患者さんがどういうタイミングでレスキュー薬を使っているかを把握するといいですね. 人によっては, ちょこちょこ自分で追加しながらやるほうがコントロールできていいという人もいますので, ベースアップしなくてもレスキューが多いほうを好む人も割といます.

文献

1) 日本緩和医療学会（編）：がん疼痛の薬物療法に関するガイドライン2020年版, 金原出版, 2022
  ▷ 緩和医療学会のHP上にて無料で閲覧できます. 第2章（背景知識）が知識の整理にお勧めです.

2) Dalal S, et al：Achievement of personalized pain goal in cancer patients referred to a supportive care clinic at a comprehensive cancer center. Cancer **118**：3869-3877, 2012
  ▷ personalized pain goalの概念を説明しています.

第 3 章

どうする？ 副作用

1. 眠気・せん妄への対応

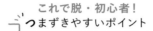

これで脱・初心者！
つまずきやすいポイント

① 眠気の原因となる他の病態も忘れずに鑑別しましょう．安易にオピオイドが原因と決めつけてはなりません．

② 薬剤性のせん妄としてオピオイドは最たる被疑薬です．常にせん妄の原因薬剤として鑑別に挙げましょう．

③ オピオイドの減量，オピオイドスイッチングが有効な方法であることを覚えておきましょう．

① 眠気の原因となる他の病態も忘れずに鑑別する

オピオイド導入後，またはオピオイド増量後に眠気が生じた場合，「オピオイドが原因ではないか？」と考えることは必要なプロセスです．しかし，眠気が数日間を超えて遷延する場合は，オピオイドが原因ではない可能性も考える必要があります．具体的には，他の薬剤の影響や電解質異常などの可能性を考えます．**「いま生じている眠気は本当にオピオイドの影響だろうか？」**という視点を持つことが，脱・初心者の第1歩といえます．

② オピオイドはせん妄の原因になりやすい

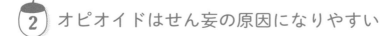

オピオイドはせん妄の原因薬剤となることが非常に多いです．「オピオイド

の定期投与量が変わっていないから，オピオイドが原因の可能性は低い」と考えるのは，初心者のはまりやすい落とし穴です．レスキュー回数が増えていたり，病状進行に伴い肝機能障害や腎機能障害を併発していたりすると，今までとベースが変わらなくても，せん妄が生じる可能性は十分にあるのです．とくに，レスキュー回数が多くなってきたとき，患者の「痛い」という訴えが増えてきていると解釈できます．ここで「本当に痛みは強くなっているのかな？」という視点を持つことが脱・初心者の第1歩となります．「痛い」というのは，せん妄により痛みの閾値が低下しているだけの可能性もあります．このときに，オピオイドベースアップ（定期投与量の増量）を行ってしまうと，せん妄がますます悪化して，「痛い」という訴えが増えて，さらにオピオイドベースアップにつながって…という悪循環につながります．患者の「痛み」の訴えの頻度が増えてきたときは，せん妄の可能性を常に考えましょう．

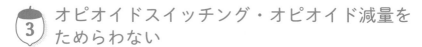

3 オピオイドスイッチング・オピオイド減量をためらわない

　オピオイドスイッチング（詳細は第2章3参照）は眠気・せん妄に対しては唯一有効な手段となります．眠気に関しては，オピオイドスイッチングを行わなくとも，時間経過で解決することがほとんどですが，せん妄はオピオイドスイッチングを行わないと改善しない場合がほとんどです．初心者のはまりやすい落とし穴として，「せん妄に対して抗精神病薬のみで対応する」ということが挙げられます．しかし，せん妄は原因治療を行わない限り，いつまでも症状が持続します．抗精神病薬はあくまでその場しのぎの対症療法に過ぎないことに留意しましょう．

　オピオイド減量も眠気・せん妄への有効な手段です．たとえば，病状進行に伴い，肝機能障害や腎機能障害などの臓器障害を併発し，オピオイドが相対的過量になっていると考えられるときは，オピオイドスイッチングよりもオピオイド減量を優先するほうが無難かもしれません．

[眠気]

▶ 眠気の鑑別：本当にオピオイドが原因ですか？

　オピオイドによる眠気は，オピオイド導入時や増量のタイミングで生じることが多いです．つまり，オピオイド鎮痛域に達している場合に生じることが多いのです（痛くて眠気があることは少ないです）．数日〜1週間程度で自然に軽快することが多いため，1週間以上，眠気が持続する場合は，オピオイドが原因ではない可能性があります．他の薬剤の影響や中枢神経病変，電解質異常，感染症，臓器障害などの可能性を考えて対応する必要があります（表1，2）．眠気がどれほど困る問題であるかは，患者個々によって異なります．痛みで疲弊していた患者にとっては，多少の眠気はむしろ快適な場合もあるので，**オピオイドによる眠気に積極的に対応すべきかは，個別性を意識して判断する必要があります**．

表1　眠気の原因となる病態

指標	要因
血液検査	高Ca血症，低Na血症，腎機能障害，肝機能障害，感染症，血糖値の異常，脱水症，貧血
画像検査	脳腫瘍，脳転移，脳浮腫，がん性髄膜炎
バイタルサイン	低酸素血症，低血圧
使用薬剤	表2参照

表2　眠気の原因となる薬剤

原因薬剤	緩和ケア領域での代表薬剤
オピオイド	オキシコドン，ヒドロモルフォン，フェンタニルなど
抗てんかん薬	プレガバリン，ミロガバリン，レベチラセタムなど
抗うつ薬	トリプタノール，デュロキセチン，ミルタザピンなど
抗不安薬	ロラゼパム，アルプラゾラム，ジアゼパムなど
抗ヒスタミン薬	ヒドロキシジン，ジフェンヒドラミン，マレイン酸クロルフェニラミンなど
抗精神病薬	クエチアピン，ハロペリドール，クロルプロマジンなど
睡眠導入薬	スボレキサント，レンボレキサント，トラゾドンなど

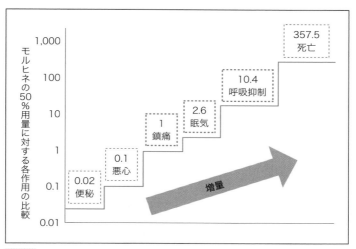

図1 オピオイド量の副作用の発現の関係

　注意点として，高齢者や全身状態が低下している場合は，眠気のみならず傾眠(意識障害)となる可能性があります．オピオイドの作用は，鎮痛→鎮静→呼吸抑制の順に生じるため，眠気(鎮静)は呼吸抑制に至る前のサインであることがあります(図1)．**定期的に呼吸回数を測定し，8〜10回/分未満であればオピオイド過量の可能性を考慮し，オピオイド減量を検討する必要があります．**

私の失敗談

眠気の原因はオピオイドだけでない

　がん患者では，眠気を引き起こす因子はたくさんあります．緩和ケア医になりたての頃，オピオイドによる眠気と決めつけて，大きな失敗を犯した症例を紹介します．

　緩和ケア病棟に肺がんの患者が入院されました．脊椎に多発骨転移を有しており，痛みを生じていたことから，オピオイドを導入して疼痛コントロールを行うことにしました．オピオイドを導入して，多少の眠気は出たものの，患者はあまり困った様子もなかったので，数日で軽快する旨を話して経過をみました．しかし，予想とは裏腹に日に日に眠気は悪化していく一方です．オピオイドスイッチングを行いましたが，それでも改善することはありませんでした．

経口摂取量も減少傾向だったので，原病の進行だろうと思い込んでいました．
　その時点でようやく上級医に相談し，「オピオイド以外の原因は？」と指摘され，血液検査を行ったところ，高カルシウム血症を認めました．速やかにゾレドロン酸を投与したところ，数日後には眠気もばっちり改善し，経口摂取量も入院時と同程度にまで回復しました．「思い込み」が大きな間違いを生んだ記憶に残る反省症例です．

Dr 森田より
　私の体験で一番強烈だったのは，オピオイド投与の数日後から意識混濁のみられた患者さんで，「細菌性」髄膜炎だった方です．これが「がん性」髄膜炎だとそれなりの頻度であるので驚かないのですが，細菌性髄膜炎はこれまでに1例しか経験していません．原因がオピオイドのせいじゃないとわかって，（自分も）胸をなでおろしました．

▶ 眠気にどう対応するか

　まずは眠気がオピオイドによる眠気かどうか，表1，2に挙げたような他の原因の可能性がないかを検討します．オピオイドによる眠気の場合は，多くの場合は数日以内，長くとも1週間以内に眠気は自然と改善することを知っておきましょう．

Dr 森田より
　眠気の薬物療法として，10年ほど前まではメチルフェニデート（リタリン®）が用いられており明確な効果がありました．現在，管理が厳格化されたので緩和ケアで使用することは事実上できなくなっています．代替薬として，効果が穏やかですがベタナミン（ペモリン®）があります．他には，それほど効果を実感したことはないのですが，「何かありませんか？」といわれると私はカフェインを処方することがあります．

私のプラクティス

　眠気については，オピオイド導入・増量前に患者にあらかじめ眠気が生じる可能性について説明しておき，「もし生じたとしても数日以内に軽快することが多い」と伝えておきます．事前説明を行っておくことで，患者も安心してオピオイド導入・増量について了承されることも多いですし，仮に生じたとしても不安が強くなる可能性は低くなります．

　そのうえで，数日間を超えて眠気が遷延しているときは，他の眠気の原因となる可能性を鑑別しつつ，オピオイドが原因と考えられる場合，患者に「この眠気は不快ですか？　日常生活への影響はどれくらいですか？」と尋ねます．患者が眠気は不快で日常生活への影響が大きいと考えている場合は，オピオイドスイッチングないしはオピオイド減量を行います．今後，病態からオピオイド増量が必要だろうと見込まれる患者においては，オピオイドスイッチングを優先することが多いです．

［せん妄］

▶ オピオイドのみがせん妄の原因ではない

　オピオイドによるせん妄は，高齢者や既存の脳血管障害，認知機能の低下がある場合や，臓器障害，脱水，感染症など全身状態が不安定な場合に生じやすいです．眠気と同様に，オピオイド導入/増量のタイミングで発生リスクが高くなります．オピオイドによるせん妄は鎮痛用量を超えている場合に生じます（原則として痛みが落ち着いている患者にせん妄が生じます）．

　オピオイドはせん妄の原因となることが比較的多い薬剤です（表3）．薬剤性せん妄においては，原因薬剤の投与中止により数日～1週間以内に改善することが多いです．しかし，終末期のがん患者において，オピオイドは原因薬剤の1つに過ぎず，オピオイドのみへの対応では不十分となることもあるという認識も忘れてはなりません．がん患者は基本的に病態が進行していく中で，せん妄発症に影響するさまざまな身体面での併発症状（脳転移や高カルシウム血症など）や症状緩和の薬剤が増えていきます．したがって，せん妄に関わる因子が複数存在していることが多く，オピオイドは多数ある原因

表3　薬剤性せん妄の原因薬剤

原因薬剤	代表薬剤	割合(%)
オピオイド	オキシコドン，ヒドロモルフォンなど	54
ベンゾジアゼピン系薬剤	ブロチゾラム，エチゾラムなど	24
コルチコステロイド	デキサメタゾン，プレドニゾロンなど	21
ヒスタミンH_2受容体拮抗薬	ファモチジン，シメチジンなど	19
抗けいれん薬	プレガバリン，カルバマゼピンなど	6
抗ヒスタミン薬	ヒドロキシジン，ジフェンヒドラミンなど	4

表4　DSM-5によるせん妄の診断基準

A	注意の障害(すなわち，注意の方向づけ，集中，維持，転換する能力の低下)および意識の障害(環境に対する見当識の低下)
B	その障害は短期間のうちに出現し(通常数時間〜数日)，もととなる注意および意識水準からの変化を示し，さらに1日の経過中で重症度が変化する傾向がある
C	さらに認知の障害を伴う(例：記憶欠損，失見当識，言語，視空間認知，知覚)
D	基準AおよびCに示す障害は，他の既存の，確定した，または進行中の神経認知障害ではうまく説明されず，昏睡のような覚醒水準の著しい低下という状況下で起こるものではない
E	病歴，身体診察，臨床検査所見から，その障害が他の医学的疾患，物質中毒または離脱(すなわち乱用薬物や医薬品によるもの)，または毒物への曝露，または複数の病院による直接的な生理学的結果により引き起こされたという証拠がある

上記A〜Eのすべてを満たす場合にせん妄と診断する.
　　　[American Psychiatric Association(編)，髙橋三郎ほか(監訳)：DSM-5精神疾患の診断・統計マニュアル，医学書院，p588-589，2014より引用]

の1つに過ぎません．終末期に至るまではせん妄を認めなくとも，肝機能障害や腎機能障害などの臓器障害の進行に伴いオピオイドの代謝産物が蓄積し，オピオイド増量を行っていなくてもせん妄が生じることに注意が必要です．

　終末期になるにつれて，せん妄の頻度は増え，緩和ケア病棟入院中では約9割の患者がせん妄を発症しているという報告もあります．患者のみならず，家族もせん妄により強い精神的苦痛を認めます．**終末期においては，なかなかせん妄の回復はむずかしいのですが，オピオイドを含む薬剤性のせん妄は回復する可能性が残されているため，オピオイドが原因と考えられる場合は積極的に治療を考えましょう．**

　せん妄の診断には，DSM-5の診断基準を用いることが多いです(表4)．ただ，この診断基準をすべて覚えるのは大変ですので，表5に示すような，せ

表5　せん妄によくみられる徴候

徴候	具体例	頻度(%)
注意力障害	落ち着きがない，集中力低下	97
睡眠覚醒リズム障害	昼夜逆転	97
失見当識	場所や時間がわからなくなる	76
幻覚	そこにないものが見える(幻視が多い)	50
妄想	話した内容を誤って解釈する	30

表6　せん妄のサブタイプ

サブタイプ	症状	
過活動型せん妄	・運動活動性の量的増加 ・活動性の制御喪失	・不穏 ・徘徊
低活動型せん妄	・活動量の低下 ・行動速度の低下 ・状況認識の低下 ・会話量の低下	・会話速度の低下 ・無気力 ・覚醒の低下
混合型せん妄	・過活動型および低活動型両方の症状を認める	

ん妄によくみられる徴候を覚えておくと役に立ちます．注意力障害では，「色々な刺激に反応してそわそわし，落ち着きがない(制御の障害)」「ぼんやりしていて話が伝わらない(選択の障害)」「作業がすぐに中断される(維持の障害)」などがみられます．睡眠覚醒リズム障害では，夜間不眠や日中の傾眠傾向などの昼夜逆転が特徴的です．幻覚では，とくに幻視や錯視など視覚に関連した障害が典型的です．また，せん妄はいわゆる「不穏」だけではないという認識も必要です．表6に示すように，せん妄は「過活動型せん妄」「低活動型せん妄」「活動水準混合型せん妄」に分けられます．がんの経過中には低活動型せん妄の割合が高く，終末期に近づくにつれてさらに頻度が高くなります．

▶ せん妄にどう対応するか

　オピオイドを使用している患者がせん妄を発症したとき，常にオピオイドが原因薬剤である可能性を検討します．臨床上は認知症との鑑別が問題となりますが，せん妄の特徴は，①急性発症であること，②意識障害を伴うこと，

③症状が変動することが，認知症との鑑別点になります．表4に示した DSM-5，表5に示した臨床徴候を参考にしながら，せん妄を診断します．注意力障害の診断には，Serial 7(100から7を順番に引いてもらう)を用います．認知機能障害の診断には，日時や場所の見当識障害を確認します．オピオイド量が増えると症状が悪化するのもオピオイドによるせん妄の特徴です．オピオイドが原因と考えられた場合は，オピオイドスイッチングまたはオピオイド減量を行います．

私のプラクティス

　せん妄については，オピオイドを導入するときから，「オピオイドがいつかせん妄の原因になる」ということを考えて，オピオイドを選択しています．また，ほぼすべての患者が終末期には臓器障害をきたすことも念頭にオピオイドを選択します．つまり，フェンタニル，オキシコドン，次点でヒドロモルフォンを選択しています．代謝産物が腎機能障害により蓄積し，中枢神経毒性(せん妄を含む)を生じやすいモルヒネは滅多に選択しません．

　そして，実際にオピオイドによるせん妄と診断した際には，等価換算の50%程度の量を目安にオピオイドスイッチングを行います．痛みが悪化することもたまにありますが，その場合はせん妄が改善したあとにベースアップを慎重に行うようにしています．ただし，全身状態が不良な患者では，減量換算でオピオイドスイッチングを行ったとしても，過量になってしまう可能性があるので，オピオイド減量を行うことが多いです．

［オピオイドスイッチング・オピオイド減量の実際］

▶ 切り替え時は減量が原則

　オピオイドスイッチングの詳細な説明については第2章3をご参照いただきたいと思いますが，簡単にまとめると，「オピオイドの副作用が問題となるときに他のオピオイドへ変更すること」です．オピオイド間の換算比(第2章3の表1参照)に基づいて初回切り替え量を設定します．眠気・せん妄に対しては，原則として等価換算量より3～5割ほど減量して投与することが望ましいと考えられます．同時に，便秘や肝機能障害，腎機能障害，心機能低下などで代

謝が通常とは異なることを考慮して，オピオイド必要量を決定していきます．

> **Dr 森田より**
> 　オピオイドがせん妄の原因の1つとなっている場合に，オピオイドの変更は有力な方法ですが，シンプルに「減量」ができる場合があります．アセトアミノフェンやNSAIDsの併用，夜間に鎮静系の抗精神病薬で就眠を確保する，神経ブロックや放射線照射でオピオイドの減量を試みるなどです．とくに，痛みそのものがそれほど強くない場合や，非がん性疼痛が混在していてオピオイドが増量してせん妄を併発した場合には，オピオイドの減量をイメージした鎮痛手段に置き換えて対応します．

▶ **レスキューの準備**

　等価換算より減量してオピオイドスイッチングした場合には，痛みが強くなる可能性があるため，総オピオイド量から計算した必要なレスキューを使えるように準備しておく必要があります．オピオイドスイッチングにより，オピオイド過量となった場合は呼吸抑制などマネジメントが大変になる可能性がありますが，減量換算の場合はレスキュー使用で対応できることも多いです．せん妄が生じるような患者は総じて全身状態が良くない場合が多いので，オピオイド過量のリスクを考えても減量でのオピオイドスイッチングが安全であることは自明だと思います．

▶ **どのオピオイドを選ぶか**

　どのオピオイドにスイッチングすべきかというところは，まだ明確な結論は出ていません．しかし，モルヒネに関しては，腎機能障害で代謝産物が蓄積し，眠気やせん妄といった中枢神経毒性を生じることが明らかになっています．ほとんどの患者が終末期には腎機能障害（経口摂取量低下による腎前性腎不全を含む）に至りますから，モルヒネにスイッチングするのは理論上間違っているといえるでしょう．その他のオピオイド（オキシコドン，ヒドロモルフォン，フェンタニル，タペンタドール）については，明確なエビデンスはまだありません．この4剤の中で眠気・せん妄が改善するまでスイッチングを行ってみて，個々の患者に合うものを try & error で見極めていくのが現実的な対応だと思います．

Dr 森田より
　専門家向けになりますが，神経叢浸潤などで難治性であることが想定される痛み＋せん妄であれば，オピオイドの主剤をメサドンにかえるのも選択肢になるでしょうね．

オピオイドスイッチング/減量のTIPS

・オピオイド減量は基本的に現在の使用量の5～7割程度に減量しますが，直近にオピオイド増量を行っている場合は，増量前に戻すだけでも有効かもしれません．

・スイッチング・減量のいずれの場合でも，痛みなどの症状が悪化する可能性があるため，レスキューは迅速に使えるようにしておきます．

・スイッチング・減量の効果が現れるまで，抗精神病薬を併用すると患者の苦痛がより和らぐかもしれません．

さらにレベルアップしたい人のために

せん妄発症を見越して先手を打つ

　せん妄は患者，家族にとっても非常に苦痛な症状ですが，医療者にとっても対応に難渋する症状の1つです．実際に，鎮静の対象となる症状として本邦では最多です．どの疾患の患者でもほとんどの場合，終末期では肝機能障害や腎機能障害などの臓器障害をきたし，オピオイドは相対的過量となります．したがって，オピオイドを使用して症状が落ち着いている終末期の患者では，今後の経過を見越してオピオイド減量を行っておくことで，せん妄を予防できる可能性があります．

文献

1) Sagawa R, et al：Etiologies of delirium and their relationship to reversibility and motor subtype in cancer patients. Jpn J Clin Oncol **39**：175-182, 2009
　▷ がん患者のせん妄の原因について報告されています．

2) Lawlor PG, et al：Occurrence, causes, and outcome of delirium in patients with advanced cancer：a prospective study. Arch Intern Med **160**：786-794, 2000
　▷ 進行がん患者のせん妄の疫学について報告されています．

3）Meagher DJ, et al：Phenomenology of delirium. Assessment of 100 adult cases using standardised measures. Br J Psychiatry **190**：135-141, 2007
▷ せん妄にみられる徴候について報告されています.

4）Bruera E, et al：Impact of delirium and recall on the level of distress in patients with advanced cancer and their family caregivers. Cancer **115**：2004-2012, 2009
▷ せん妄が家族に及ぼす影響について報告されています.

5）Meagher D, et al：A new data-based motor subtype schema for delirium. J Neuropsychiatry Clin Neurosci **20**：185-193, 2008
▷ せん妄のサブタイプについて報告されています.

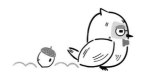

2. 悪心・嘔吐への対応

① 悪心・嘔吐の原因が本当にオピオイドであるか確認しましょう．安易にオピオイドが原因と決めつけてはなりません．

② 悪心・嘔吐を生じる病態を理解しましょう．病態生理の理解が正しい治療選択に結びつきます．

③ 制吐薬の機序を知り，正しく使いましょう．副作用にも注意が必要です．

① 悪心・嘔吐の原因が本当にオピオイドであるか確認する

　オピオイドを導入後，またはオピオイド増量後に悪心・嘔吐が生じた場合，オピオイドが原因である可能性は高いです．しかし，オピオイド以外にも悪心・嘔吐を誘発する病態は数多くあります．がん患者であり，化学療法中や放射線治療中であれば，治療に伴う副作用として悪心・嘔吐が挙げられます．**「いま生じている悪心・嘔吐は本当にオピオイドの影響だろうか？」**という視点を持つことが，脱・初心者の第1歩といえます．

② 悪心・嘔吐を生じる病態を理解する

　悪心・嘔吐が生じる病態生理を知っていますか？　消化管運動低下で生じる悪心・嘔吐と，めまいにより生じる悪心・嘔吐はまったく病態生理が異な

ります．後述するような悪心・嘔吐のネットワークを理解したうえで，どの経路で悪心・嘔吐が生じているかを考慮し，治療選択をしていくことが大切です．このネットワークを理解することなく制吐薬を選択してしまうのが，初心者のはまりやすい落とし穴になります．

 ## 3 制吐薬の機序を知り，正しく使おう

　制吐薬はどのような機序で効果を発揮するか知っていますか？　そして，どの受容体に作用するかを知っていますか？　これらの問いに適切に回答するには，前述した悪心・嘔吐のネットワークを理解しておくことが必要です．さらに，制吐薬はほとんどが抗精神病薬に分類されることから，錐体外路症状や悪性症候群が制吐薬によりもたらされる可能性があるといえます．大まかに「制吐薬≒抗精神病薬」という認識をもつことが脱・初心者の第1歩となります．

Dr森田より
　制吐薬としてプロクロルペラジン（ノバミン®）が使われるようになってから，ノバミン®による錐体外路症状（若年者ではアカシジア，高齢者では隠れパーキンソニズムの顕在化）が多くみられるようになりました．最近注意する人が増えたのか減ってきていると思いますが，緩和ケアのための薬物療法で余計な苦痛を生じないようにしましょう．

［オピオイドによる悪心・嘔吐の概要］

　オピオイドを使用する約30％の患者が悪心を経験すると報告されています．オピオイド導入時と増量時に悪心・嘔吐は生じる可能性があります．オピオイドによる直接的な悪心・嘔吐は1〜2週間程度で身体耐性が形成されると考えられています．前庭器への刺激により，体動に伴う悪心・嘔吐が悪化する場合もあります．一方で，第3章3で述べるように，オピオイドは消化管蠕動低下による便秘も生じます．便秘が原因となる間接的な悪心・嘔吐は身体耐性が形成されず，自然軽快は期待できないので，制吐薬よりも下剤の使

用が重要となります.

　オピオイド導入時および増量時の予防的な制吐薬投与についてのエビデンスは不足しており, 本邦で行われた臨床試験でオキシコドン内服時のプロクラルペラジン併用についての予防効果は示されませんでした. 悪心・嘔吐発症後の対応についても現在のエビデンスは非常に限定的であり, 制吐薬の投与とオピオイドスイッチングのいずれを優先すべきかという結論は出ていません.

　オピオイドの中でも, フェンタニルとタペンタドールは消化器毒性(便秘・悪心・嘔吐)が弱いと考えられています. モルヒネ, オキシコドン, ヒドロモルフォンについては同程度と考えられています.

私のプラクティス

～患者へ悪心・嘔吐について説明しておく～

　オピオイド導入や増量時は, 患者にあらかじめ悪心・嘔吐が生じる可能性について説明しておき,「もし生じたとしても1週間程度で軽快することが多い」と伝えておきます. 事前説明を行っておくことで, 患者も安心してオピオイド導入・増量について了承することが多いですし, 仮に生じたとしても不安が強くなる可能性は低くなります.

～制吐薬の処方～

　外来患者などで, 次回診察が数週間後となる場合は, 制吐薬を頓服で処方します. 入院患者では, 予測指示(悪心・嘔吐時)で制吐薬が使用できるように準備しておきます. そのうえで, 1週間を超えて悪心・嘔吐が遷延しているときは, 他の悪心・嘔吐の原因となる可能性を鑑別しつつ, オピオイドが原因と考えられる場合はオピオイドスイッチングを行います.

～制吐薬の使用期間はなるべく必要最小限に～

　今後, オピオイドを増量していくこととなる患者が多いので, 制吐薬をずっと使用しながら同じオピオイドを使い続けることはしません. 制吐薬による錐体外路症状も避けたいので, 制吐薬を使用する期間はなるべく必要最低限にするように心がけています.

Dr 森田より

どの程度「真剣に」（深刻に，まじめに）悪心のことを話すべきかは人によって考えが違いそうで，私は年々，気楽に（楽観的に，深刻じゃなく）話すようになりました．あまり真剣に「吐き気が出るので…」と話すと，ノセボ効果で悪心になりそうなこともありますし，医師が話さなくても他の職種（薬剤師など）が説明することが多いことからです．私の場合，「たまに吐き気が出る人もいますけど，一過性で，これ（制吐薬）飲んでると大丈夫なので♪（明るいトーン）」くらいの（エビデンス的には正確ではない）説明をしていることが多いです．

［悪心・嘔吐の鑑別：本当にオピオイドが原因ですか？］

　オピオイド導入時および増量時に悪心・嘔吐が生じやすいため，そのタイミングに一致して発症した場合はオピオイドが原因である可能性が高いと考えられます．オピオイド量と悪心・嘔吐の発症については相関を認めません．少量のオピオイドでも悪心・嘔吐は生じる可能性はあります．一方で，オピオイド導入／増量時には悪心・嘔吐を生じなかったにもかかわらず，1週間以上経過してから悪心・嘔吐を発症した場合には，表1に示すような他の原因

表1　悪心・嘔吐の原因

化学的因子	薬剤性	オピオイド，抗てんかん薬，抗菌薬，抗真菌薬，抗うつ薬，抗がん薬
	誘発物質	感染症，腫瘍からの生成物質
	代謝	腎機能障害，肝機能障害，高Ca血症，低Na血症
消化器系因子	消化管運動の異常	腹水，肝腫大，腫瘍による圧迫
	消化管運動の低下	便秘，消化管閉塞
	消化管運動の亢進	下痢，消化管閉塞
	薬剤性	NSAIDs，抗菌薬，鉄剤，去痰薬
	関連する病態	がん性腹膜炎，肝被膜伸展，尿閉，後腹膜腫瘍，放射線照射
中枢神経系因子	頭蓋内圧亢進と中枢神経系の異常	脳腫瘍，脳梗塞，脳出血，がん性髄膜炎，放射線療法，脳幹病変
	心理的	痛み，不安，恐怖
	前庭系	オピオイド，頭蓋骨病変，聴神経腫瘍

表2	オピオイド由来の悪心・嘔吐の機序
延髄	化学受容器引金帯のμオピオイド受容体の刺激 　→ドパミンが遊離 　→嘔吐中枢を刺激
前庭器	前庭器のμオピオイド受容体の刺激 　→ヒスタミンが遊離 　→嘔吐中枢を刺激
消化管	中枢および腸管壁のμオピオイド受容体の刺激 　→消化管運動の抑制 　→胃内容物の滞留により求心性迷走神経を刺激 　→化学受容器引金帯や嘔吐中枢を刺激

を鑑別する必要があります.

　オピオイドは化学的因子，消化器系因子，中枢神経系因子のすべてに直接的・間接的に関わっています．表2にオピオイド由来の悪心・嘔吐の機序をまとめました．化学的因子として，ドパミン遊離による嘔吐中枢の刺激が考えられています．消化器系因子として，消化管運動抑制による便秘や胃内容物の停滞が考えられています．中枢神経系因子として，前庭からのヒスタミン遊離が考えられています．この中でも見逃しやすいのが，便秘であり，**オピオイド開始後は排便状況を細かくチェックすること**が求められます．その他，進行がん患者では高カルシウム血症や頭蓋内病変(脳転移やがん性髄膜炎)，悪性消化管閉塞が原因であることも多いため，原因が判然としない際は身体診察，血液検査や画像検査を行うことが望ましいと考えられます.

> Dr 森田より
> 　古典的には，（そうだなとあまり思ったことはありませんが）1日中続く悪心はドパミン，頭を動かして生じる悪心はヒスタミンと教科書には書かれています.

▶ 実際の介入

　悪心・嘔吐がオピオイドによる症状かどうか，表1に挙げたような他の原因の可能性がないかを検討します．二次的に便秘を生じている可能性は十分に考慮しましょう．経過表を見て排便状況を確認しつつ，必要に応じて腹部

X線検査をオーダーしましょう．オピオイドによる悪心・嘔吐の場合は，多くの場合は1週間以内に自然と改善することを知っておきましょう．1週間以上持続する場合は，オピオイド以外が原因である可能性が高くなります．上述のとおり，進行がん患者で原因が判然としない場合は血液検査や画像検査を行います．

 私の失敗談

便秘由来の悪心・嘔吐に気づかず…

　がん患者では，悪心・嘔吐を引き起こす因子はたくさんあります．緩和ケア医になりたての頃，オピオイドによる悪心・嘔吐と思い込み，対応に失敗した症例を紹介します．

　緩和ケアチームに乳がんの患者が紹介されました．腫瘍の皮膚浸潤により強い痛みを生じていたことから，オピオイドを導入して疼痛コントロールを行うことにしました．オピオイドを導入して，数日後に悪心を訴えるようになりました．あと数日で軽快する旨を話して，制吐薬を頓用で処方して経過をみました．しかし，オピオイド導入から1週間を過ぎても悪心・嘔吐は改善しません．痛みは落ち着いていたこともあり，オピオイドでの対応は間違っていないと判断し，制吐薬を変更，定期投与として経過をみましたが，それでも改善することはありませんでした．経口摂取量も減少傾向でした．

　乳腺外科の主治医も対応に困り，腹部X線検査を行ったところ，大腸全体に便塊の滞留を認めました．つまり，オピオイド導入に伴う便秘由来の悪心・嘔吐だったのです．摘便・浣腸を施行し，下剤を調整したところ，数日後には悪心・嘔吐は改善し，経口摂取量も入院時と同程度にまで回復しました．「アセスメントの甘さ」が大きな間違いを生んだ記憶に残る反省症例です．

Dr森田より
　「便秘がすべて諸悪の根源！」は緩和ケアでは多いですね．オピオイド投与後の悪心が便秘だった，食べられない（食欲不振）が便秘だった，腹痛が便秘だった，せん妄が便秘（宿便）だった…．医師だけだと見落としがちになるので，看護師さんとうまく役割分担ができるといいですね．

［悪心・嘔吐のネットワークの理解：制吐薬選択まで］

　表2で示したように，オピオイドが原因の悪心・嘔吐は，3つの機序が介在すると考えられています．これらが図1で示した悪心・嘔吐のネットワークとどのように関連しているのか理解することで，適切な治療選択につながります．嘔吐中枢の局在ははっきりわかっておらず，一連のネットワークの一部と考えられています．嘔吐中枢は脳室脳関門で覆われており，直接催吐性の物質の影響は受けないのですが，化学受容器引金帯，前庭器，大脳皮質，末梢から神経系を介在して刺激を受けて悪心・嘔吐を生じます．したがって，オピオイド由来の悪心・嘔吐をこのネットワークに当てはめると，①ドパミン遊離による嘔吐中枢（D_2受容体）の刺激，②前庭由来のヒスタミン遊離による嘔吐中枢の刺激（H_1受容体），③末梢の5-HT_3受容体を介した消化管運動低下，ときれいに分類することができます．

　以上のように，悪心・嘔吐のネットワークに当てはめて理解することにより，オピオイドによる悪心・嘔吐には，①中枢性D_2受容体拮抗薬，②H_1受容体拮抗薬，③消化管運動亢進薬が必要なことがわかります．表3に一般的に用いられる制吐薬をまとめました．これらのうち単剤，ないしは複数を組み合わせて対応します．

　このうちクロルプロマジンやオランザピンは多元受容体拮抗薬と呼ばれ，

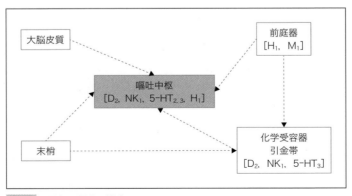

図1　悪心・嘔吐の機序

D（ドパミン受容体），NK（ニューロキニン受容体），M（ムスカリン受容体），5-HT（セロトニン受容体），H（ヒスタミン受容体）

表3 オピオイドによる悪心・嘔吐に対する制吐薬一覧

分類	一般名	商品名	剤型	用法・用量
中枢性D$_2$受容体拮抗薬	プロクラルペラジン	ノバミン®	錠	1回5mg 1日2〜3回
	ペロスピロン	ルーラン®	錠	1回4mg 1日2回
	ハロペリドール	セレネース®	注	1回2.5mg 1日1回
	クロルプロマジン	コントミン®	錠	1回10mg 1日1回
			注	1回5mg 1日1回
	オランザピン	ジプレキサ®	錠	1回2.5〜5mg 1日1回
H$_1$受容体拮抗薬	ジフェンヒドラミン・ジプロフィリン	トラベルミン®	錠	1回1錠 1日2〜3回
	ヒドロキシジン	アタラックス®P	注	1回12.5〜25mg 1日1回
消化管運動亢進薬	メトクロプラミド	プリンペラン®	錠	1回10mg 1日3回
			注	1回10mg 1日3回
	モサプリド	ガスモチン®	錠	1回5mg 1日3回

嘔吐中枢に存在する複数の受容体に作用します．単剤で対応できる強みはありますが，クロルプロマジンは鎮静作用が強いこと，オランザピンは糖尿病患者に使用禁忌であることに注意が必要です．

> **Dr森田より**
> 日本ではあまりなじみがないと思いますが，レボメプロマジン(ヒルナミン®)も複数の受容体に作用する制吐薬という意味合いで，とくに欧州では少量で用いられます．

　D$_2$受容体拮抗薬は，抗精神病薬としても用いられます．したがって，抗精神病薬の副作用(表4)に注意が必要です．**長期使用(2週間以上)は避け，短**

表4 抗精神病薬の主な副作用

症状	短期投与で出現	長期投与で出現
錐体外路症状	パーキンソニズム，アカシジア	遅発性ジスキネジア
行動毒性	眠気，ふらつき，精神活動遅鈍化	
自律神経症状	鼻閉，口渇，低血圧	
精神症状		抑うつ状態
肝障害	肝炎（アレルギー性）	肝機能障害
消化器系障害	便秘	麻痺性イレウス
心血管系障害		心電図異常，心室性不整脈
内分泌代謝系	耐糖能異常，糖尿病	月経異常，乳汁分泌異常，肥満
その他		悪性症候群，突然死

期間のみの使用にとどめましょう．H_1受容体拮抗薬は鎮静作用に注意が必要です．患者によっては，悪心・嘔吐よりも眠気が日常生活の妨げになる場合がありますので，あらかじめ眠気の副作用については説明しておくことがよさそうです．消化管運動亢進薬のうち，メトクロプラミドはD_2受容体拮抗作用も有するため，錐体外路症状などに注意が必要です．

▶ 実際の介入

❶ 病態に応じた制吐薬の選択

　オピオイド導入／増量後，1週間が経過するまでは，制吐薬の頓用ないしは定期投与を行います．頓用としてはペロスピロン（4mg/回）やジフェンヒドラミン・ジプロフィリン（1錠/回）などを用います．定期投与としては，プロクロルペラジン（10〜15mg/日），オランザピン（2.5〜5mg/日），ジフェンヒドラミン・ジプロフィリン（3錠/日）などを用います．1剤で無効な際は2剤併用へ切り替えたり，作用機序の異なる制吐薬へ変更したりします．1〜2週間を超えて悪心・嘔吐が続く際にはオピオイドスイッチングを検討します．

私のプラクティス

～この先の見通しを伝えておく～

　薬物療法と合わせて，自然軽快の可能性を患者にしっかりとお話します．悪心・嘔吐の程度次第ですが，患者によっては，著しく生活の質を落とすことにつながります．しかし，ほとんどの場合は時間経過(1～2週間以内)で軽快するので，いつまでも症状が持続するわけではない，という保証をすることで患者は安心することが多いです．「今の悪心・嘔吐はつらいと思いますが，あと1週間程度で軽快すると思います．この期間を乗り越えるために吐き気止めを出しておきますね．もし良くならない場合は，オピオイドの種類を変更しましょう」など，見通しを伝えることが大切です．

❷ オピオイドスイッチングを行う

　オピオイドスイッチングを行う場合は，オピオイド換算表(第2章3の換算表参照)を参考にしながら，もともと使用していたオピオイド量の等価換算量の5～7割程度に減量してスイッチングを行います．明確な結論はまだ出ていませんが，フェンタニル，タペンタドールは消化器毒性(悪心・嘔吐・便秘)が低い可能性がありますので，この2剤のいずれかにスイッチングすると悪心・嘔吐がより改善する可能性があります．

　スイッチング・減量のいずれの場合でも，痛みなどの症状が悪化する可能性があるため，レスキューは迅速に使えるようにしておく必要があります．また，スイッチング・減量の効果が現れるまで，制吐薬を併用すると患者の苦痛がより和らぐかもしれません．

さらにレベルアップしたい人のために

服薬回数にも配慮する

　オピオイドを導入する際は服薬数が一気に増えます．オピオイド徐放性製剤，オピオイド速放性製剤，下剤，制吐薬などが増えますが，多くの患者はこれらに加えて既往歴に応じてさまざまな薬剤を服用していることが多いですし，高齢者であるほどその傾向が強いと思います．このような患者において，制吐薬を定期服用とする際は，可能な限り1日1回服用にするように心がけています．具体的には，糖尿病がなければオランザピン，糖尿病がある場合はクロルプロマジンが使用できないか検討します．高齢者でふらつきが問題になりそうならば，これら2剤は避けて，なるべく頓用のペロスピロンなどで対応します．オピオイドのメリットを享受していただくために，オピオイドの副作用は抑えたいところですが，副作用コントロールのために増えた薬剤のせいで服薬管理が甘くならないようにも注意を払っています．

文献

1）日本緩和医療学会ガイドライン統括委員会（編）：がん患者の消化器症状の緩和に関するガイドライン2017年版，金原出版，2017
　▷ 緩和医療学会のHP上にて無料で閲覧できます．第2章（背景知識）が知識の整理にお勧めです．

2）Aparasu R, et al：Opioid-induced emesis among hospitalized nonsurgical patients：effect on pain and quality of life. J Pain Symptom Manage **18**：280-288, 1999
　▷ オピオイド由来の悪心・嘔吐について報告されています．

3）Tsukuura H, et al：Efficacy of Prophylactic Treatment for Oxycodone-Induced Nausea and Vomiting Among Patients with Cancer Pain（POINT）：A Randomized, Placebo-Controlled, Double-Blind Trial. Oncologist **23**：367-374, 2018
　▷ 本邦で行われた，オピオイド導入時に予防的に制吐剤を投与することが有効かを検証したランダム化比較試験について報告されています．

4）Laugsand EA, et al：Management of opioid-induced nausea and vomiting in cancer patients：systematic review and evidence-based recommendations. Palliat Med **25**：442-453, 2011
　▷ オピオイド由来の悪心・嘔吐への対応について報告されています．

3. がんこな便秘への対応

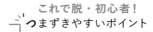
これで脱・初心者！
つまずきやすいポイント

1. オピオイドによる便秘は必発であり，自然軽快することはありません．
2. 持続する下痢は高度な便秘のサインであることがあります．
3. 下剤は排便状況を聴取しながら調整しましょう．

1 オピオイドによる便秘は必発であり，自然軽快することはない

　便秘はオピオイド使用患者の約9割に認める非常に頻度の高い副作用です．眠気や悪心・嘔吐のように時間経過で自然軽快することはなく（第3章1，2参照），オピオイド使用中は下剤を使用し続ける必要があります．便秘は悪心・嘔吐や食欲不振，せん妄の原因となり，患者の生活の質を下げる非常に悩ましい徴候の1つなのですが，患者は羞恥心や遠慮などから医療者への相談を控えることが多いと考えられます．また，医療者も便秘が患者の日常生活に与える影響を軽視し，対応が後手に回りがちです．**「便秘を制する者こそオピオイドを制する」**というくらいの意識を持つことが脱・初心者の第1歩といえるでしょう．

2 持続する下痢は高度な便秘のサインの場合がある

　便秘で下剤を使用している患者が下痢を生じたとき，反射的に下剤を止めて整腸剤を処方していませんか？　この一連の対応が初心者のはまりやすい落とし穴です．大量の下痢ならば，原因を考えつつ，下剤は止めてもいいでしょう．しかし，少量の下痢である場合，大量の宿便の脇をすり抜けた「溢流性下痢」の可能性があります．経過表をみても，排便はほぼ毎日得られていることが多いので，「便秘ではない」と思いがちですが，実際の排便状況を確認すると，形のある便はほとんど出ずに，毎日少量の水様便が出ていた…というのが典型的なケースです．「溢流性下痢」の概念を知っておくことが，脱・初心者の第1歩となります．

> Dr 森田より
> 　便秘の診察では，ポケットエコーをルーチンでやる日も来るかもしれませんが，せめて下行結腸を触診するといいと思います．

 ## 3 下剤は排便状況を聴取しながら調整しよう

　便秘に対してどのような下剤を使用していますか？　筆者の地域では，「赤玉(センノシド)」と「白玉(酸化マグネシウム)」が用いられることが多く，患者にも「赤玉」「白玉」で通じます．オピオイドを導入するときに同時に処方する際はいずれも問題ありませんが，その後，排便状況をきちんと聴取しているでしょうか？　排便状況を聴取せずに，便秘の有無だけを尋ねてしまうのが初心者のはまりやすい落とし穴です．便の硬さや，排便時の踏ん張りなども含めて聴取できるようになるのが脱・初心者の第1歩となります．最近では，末梢性μオピオイド受容体拮抗薬であるナルデメジンもオピオイド誘発性便秘に使用可能ですので，同剤を使いこなせると診療の幅は広がるでしょう．

［オピオイドによる便秘の概要］

▶ 緩和ケア患者は便秘になりやすい

　緩和ケアを受けているがん患者の便秘の頻度は約3〜9割であり，約6割の患者で下剤が必要であると報告されています．この割合は，高齢で非がん入院患者と同じと考えられています．緩和ケアを受けているがん患者では，がんによる影響や併用薬剤，併用疾患により便秘になりやすい要因を複数抱えていることが原因と推察されます(表1，2)．この状況下で，オピオイドを投与されると下剤の必要な患者は約9割へ上昇します．したがって，オピオイド投与にあたっては，便秘のマネジメントに精通しておく必要があります．

表1　便秘をもたらす病態

がんによる直接的な影響	・消化管閉塞 ・中枢神経系や末梢神経系の障害 ・高Ca血症	
がんによる二次的な影響	・経口摂取低下 ・脱水 ・衰弱	・活動性の低下 ・抑うつ
併存疾患	・糖尿病 ・甲状腺機能低下症 ・低K血症	・憩室症 ・裂肛 ・痔核
薬剤性(表2参照)		

表2　便秘の原因となる薬剤一覧

オピオイド	すべてのオピオイド
抗コリン薬	ブチルスコポラミン，スコポラミン
抗てんかん薬	クロナゼパム，プレガバリン，ミロガバリン，レベチラセタム
三環系抗うつ薬	ノルトリプチリン，アミトリプチリン，アモキサピン
フェノチアジン系抗精神病薬	プロクラルペラジン，クロルプロマジン，レボメプロマジン
利尿薬	フロセミド，スピロノラクトン，トルバプタン
鉄剤	クエン酸第一鉄Naなど
降圧薬	Ca拮抗薬
抗がん薬	パクリタキセルなどの末梢神経障害を起こす薬剤

表3	オピオイド誘発性便秘のRome IV診断基準

オピオイド療法の開始時に以下のように排便の習慣やパターンに変化が現れること
- ・排便頻度の低下
- ・いきみを伴うようになる／より強いいきみを伴うようになる
- ・残便感
- ・排便習慣に苦痛を感じる

一部の患者では，溢流性下痢，オピオイド誘発性腸機能障害（逆流，悪心，膨満感など）と重複する症状が現れる．

また，**眠気や悪心・嘔吐といった副作用と異なり，時間経過で自然軽快することはなく，オピオイド使用中は常に便秘のマネジメントが必要になるという特徴があります**．

▶ オピオイド誘発性便秘（OIC）

　オピオイドによる便秘は「オピオイド誘発性便秘（opioid-induced constipation：OIC）」という名称で，独立した概念として扱われます．Rome IV基準では，オピオイド導入時に，表3で示すような排便の習慣やパターンの変化が現れることと定義しています．オピオイドの種類により程度や頻度が異なり，消化器毒性の低いタペンタドールやフェンタニルは他のオピオイドよりもOICは生じにくいと考えられています．OICは鎮痛用量に達していなくても（痛みが続いていたとしても）生じる可能性があります．オピオイド量と便秘の発症については相関を認めません（低用量でも高用量でも生じる）．OICかどうかを判断するには，日ごろの排便状況（便の性状／排便回数）と比べて，オピオイド開始後にどのような変化があったかを聴取することが必要です．その他にも表1のような原因や表2のような薬剤も便秘を引き起こすことがあるため，OICとの鑑別が必要となります．

〔溢流性下痢の概要〕

　便秘が重症化すると，大腸（とくに直腸）内に宿便が滞留し，水分を失って硬便化します．次段階として，硬便の塊の近位側の便が腸内細菌の作用で液化します．この液化した便が宿便の周囲を通って「下痢便」として排出されるのが，「溢流性下痢」の病態です（図1）．便塊の排泄は認めずに，少量の下痢

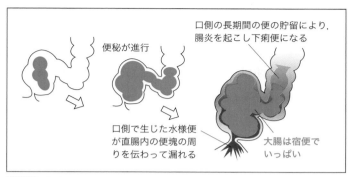

図1 便秘のイメージ

［余宮きのみ：ここが知りたかった緩和ケア，第2版，南江堂，p206，2019より引用］

が続きます．したがって，便秘が考えられる病態にありながら水様便が続くときには，溢流性下痢を考慮する必要があります．

　便秘を認識して，下剤を投与しても，使用方法が適切でなければ便秘は進行します．下剤を投与しているからこそ排便状態を細かく評価し，十分な効果が得られるよう投与量を細かく調節する必要があります．下剤投与中に下痢が生じた際に，便秘のコントロールがうまくいっていない可能性を考慮して，溢流性下痢を鑑別に挙げることが必要です．また，長期に食事が摂れていない患者においては，便秘が生じないと誤解をされている医療者も多いです．しかし，食事を摂取していなくとも，腸からの分泌物，粘膜表面の剝げ落ち，腸内細菌などの排泄により，便は生成されます．したがって，頻度は減少しますが，長期に経口摂取ができていない患者でも，少量の下痢が続く場合には，溢流性下痢の可能性を考えることが必要です．

　溢流性下痢を認めた際には，経口下剤の調整だけでは不十分です．大腸内に滞留した宿便を排泄させて，便の通り道をつくるのが最優先事項です．摘便をしつつ浣腸・坐剤（表4）で宿便の排泄を促します．その後，経口下剤の見直しを行い，溢流性下痢が再発しないようにプランを練り直します．

［オピオイド誘発性便秘に対するアプローチ］

　オピオイド導入時にはルーチンで下剤を投与することが本邦のガイドラインで推奨されています．便が硬い場合は浸透圧性下剤を使用し，腸蠕動が低

表4　経直腸的処置に用いる薬剤

一般名	商品名
ビサコジル坐剤 ・結腸や直腸の粘膜に直接作用して蠕動を亢進させる	テレミンソフト®坐薬
炭酸水素ナトリウム坐剤 ・腸内で炭酸ガスを発生させて腸粘膜を刺激することで蠕動を亢進させる	新レシカルボン®坐剤
グリセリン浣腸 ・浸透圧性に便を軟化させる＋腸管壁の刺激作用	グリセリン浣腸液

表5　下剤の代表薬

浸透圧性下剤	
一般名	商品名
ラクツロース ・効果発現には1〜2日を要する ・鼓腸が20％程度生じる	ラクツロースシロップ65％ ラクツロース経口ゼリー分包16.05g
酸化マグネシウム ・効果発現には1〜6時間を要する ・腎機能障害のある患者では高マグネシウム血症に注意 ・ニューキノロン系やテトラサイクリン系抗菌薬とは併用しない	酸化マグネシウム錠 （250mg/330mg/500mg） 酸化マグネシウム細粒83％
ポリエチレングリコール ・効果発現には1〜2日要する ・電解質バランスへの影響は少ない ・製剤を水に溶解する必要がある（1包あたり60mLの水に溶解）	モビコール®配合内用剤
大腸刺激性下剤	
一般名	商品名
センノシド ・効果発現には8〜12時間要する ・長期間使用で効果が低下する	センノシド錠（12mg） センノシド顆粒8％
ピコスルファートナトリウム ・効果発現には7〜12時間要する ・習慣性は比較的少なく長期使用に向いている	ピコスルファートナトリウム内用液 ピコスルファートナトリウム錠（2.5mg）

下している場合は大腸刺激性下剤を使用します（表5）．いずれかの効果が不十分な場合は併用も検討します．新規作用機序を持つ便秘治療薬（表6）のOIC治療における位置づけは明確ではありません．近年は，末梢性μオピオ

表6 新規作用機序を持つ便秘治療薬

一般名	商品名
ルビプロストン ・小腸のクロライドチャネルを介して効果発現する ・効果発現は24時間以内 ・悪心の副作用が比較的多い	アミティーザ®カプセル (12μg/24μg)
リナクロチド ・腸管粘膜上皮細胞上に存在するグアニル酸シクラーゼC受容体を介して効果発現する ・効果発現は24時間以内 ・腹部症状が強い患者に有効である	リンゼス®錠(0.25mg)
エロビキシバット ・回腸末端部の胆汁酸トランスポーターを介して効果発現する ・効果発現には5時間程度要する	グーフィス®錠(5mg)

イド受容体拮抗薬であるナルデメジンの使用も可能です．本邦のガイドラインでは，浸透圧性下剤および大腸刺激性下剤が無効な場合に使用することを推奨していますが，オピオイド導入後，早期使用の有効性も示唆されています．薬物療法が奏効しない場合はオピオイドスイッチングを検討してもよく，フェンタニルやタペンタドールへのスイッチングを検討します．

> **Dr 森田より**
>
> PAMORA(末梢性μオピオイド受容体拮抗薬)は，諸外国のガイドラインでは薬価の面から一般的な下剤で効果のないときの位置づけになっていますが，本邦では薬価が比較的低く抑えられたこと，ターギン®(オキシコドンとPAMORAの合剤で，欧州で非がん性疼痛に対してよく使われている)でオキシコドンよりも便秘の発症頻度が低いことから，出現する・悪化してくるであろう便秘を「予防する」という意味合いでの早期からの投与でいいと私は考えています．

===== 私のプラクティス =====

～オピオイド導入時に注意すること～

　オピオイドを導入する際には，もともと患者が便秘傾向にあるかを尋ねるようにしています．便秘傾向にある患者の場合，オピオイドは可能な限り消化器毒性を低いと考えられるタペンタドールやフェンタニルを選択するようにしています．また元から便秘傾向にあると，便秘傾向にある患者の場合は末梢性μオピオイド受容体拮抗薬であるナルデメジンを使用してもオピオイド使用前の排便状況に戻るだけですので，もともと使用していた下剤も参考に，浸透圧性下剤と大腸刺激性下剤，時には新規作用機序を持つ便秘治療薬（ルビプロストン/リナクロチド/エロビキシバット）を用いて対応します．

　便秘傾向にない患者の場合，オピオイド選択についてとくに制限はないと考えています．下剤についても，ナルデメジンをベースに，便秘が悪化するようであれば浸透圧性下剤と大腸刺激性下剤を追加しています．

　いずれの場合でも，オピオイド導入に伴い，①便秘は必発であること，②下剤の使用が必須であること，そして③便秘を軽視せずに対応を相談していくことの3点を伝えて患者教育も忘れずに行っています．また，とくに入院環境においては，看護師が排便状況をもっとも把握していることが多いので，下剤の調整は看護師に一任するようにしています．

［がんこな便秘への介入］

▶ 便秘の程度を評価する

　まずはオピオイド導入前の排便状況を患者から聴取します．オピオイド導入を契機にRome Ⅳ基準に示すような排便状況の変化があれば，OICと判断してよいでしょう．オピオイド導入と関係なくもともと便秘であれば，慢性便秘に準じた対応を考えます（詳細は成書に譲ります）．また，最近の排便がどのようなものかを聴取します．患者が言語化に難渋するようであれば，ブリストルスケール（図2）を用いるとコミュニケーションが円滑になるかもしれません．入院環境であれば，看護師からも情報収集するとより正確な評価が可能になると思います．高度な便秘，または溢流性下痢を疑う場合は腹部X線写真で評価します．消化管閉塞を強く疑わない限りは，臥位で評価します．

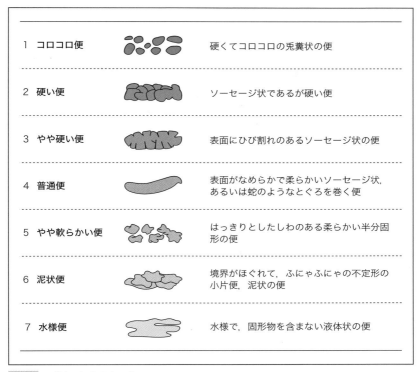

1 コロコロ便		硬くてコロコロの兎糞状の便
2 硬い便		ソーセージ状であるが硬い便
3 やや硬い便		表面にひび割れのあるソーセージ状の便
4 普通便		表面がなめらかで柔らかいソーセージ状，あるいは蛇のようなとぐろを巻く便
5 やや軟らかい便		はっきりとしたしわのある柔らかい半分固形の便
6 泥状便		境界がほぐれて，ふにゃふにゃの不定形の小片便，泥状の便
7 水様便		水様で，固形物を含まない液体状の便

図2 ブリストルスケール

[Lacy BE, et al：Gastroenterology 150：1393-1407, 2016より引用]

▶ 便秘へのアプローチ：溢流性下痢を認めた場合

　直腸診を行い，直腸内の宿便の滞留を確認します．その後，摘便を行い，便塊を少しずつ小さくします．可能な限り小さくした後は，浣腸または坐剤を挿肛して，残った宿便の排泄を促します．浣腸を行う場合は，グリセリン浣腸60〜120mL（超高齢者の場合は30mLでも可）を行います．坐剤の場合は，ビサコジル坐剤10〜20mgまたは炭酸水素ナトリウム坐剤1個を挿肛します．ビサコジル坐剤は薬剤と直腸壁が接することで蠕動亢進を促すため，大量の便がある中で挿肛しても効果は得られにくいことに注意が必要です．炭酸水素ナトリウム坐剤は，炭酸ガスを発生させることで蠕動亢進を促します．痔核のある患者では，直腸壊死をもたらす可能性があるので注意が必要です．

▶ 便秘へのアプローチ：溢流性下痢を認めない場合

❶ 大腸刺激性下剤

　腹部の聴診を行い，腸蠕動が低下している場合は，大腸刺激性下剤を使用します．高度な便秘を有する患者の場合，今後も細かい下剤の調整が必要になってくるので，センノシドよりもピコスルファートナトリウムを選択することが多いです．センノシド1錠≒ピコスルファートナトリウム6摘であることを知っておくと，調整のイメージがつきやすくなるかもしれません．ピコスルファートナトリウムは投与8〜12時間後に排便が得られるため，基本的には1日1回，就寝前に投与します．個人差はありますが「1日1回，就寝前，5滴より開始．排便が得られなければ3滴ずつ増加，最大20滴まで」として開始することが多いです．効果が乏しい患者では30滴まで増量することがあります．ただ，腸蠕動に伴う腹痛が強く出る患者もいらっしゃいます．そのときは，分2〜3投与にして対応すると腹痛が和らぐことが多いです．

❷ 浸透性下剤

　腸蠕動低下がなく，硬便を認める場合には，浸透圧性下剤を使用します．酸化マグネシウムを基本的に使用しますが，制酸薬（PPIなど）により効果が低下する点や，ニューキノロン系抗菌薬およびセレコキシブの効果を低下させる点から，これらの薬剤を使用している患者では，ラクツロースを使用することが多いです．また，腎機能障害を有する患者では，高マグネシウム血症のリスクがあるため，この場合でもラクツロースの使用を優先します．

> **Dr 森田より**
> 　ラクツロースは緩和ケアでは便秘に対する古典的な頻用薬で，欧州での使用頻度が高いです．

　酸化マグネシウムは1日1〜6錠の範囲で，便の形状をみて適宜調整するようにしています．ラクツロースの場合，シロップやゼリーがあるので，より

細かい調整が可能です．シロップでは15〜60mL/日，ゼリーでは1〜6個/日の範囲で調整します．ラクツロースは見た目の内服量は少し多くなりますが，甘いもの好きの患者ですと，比較的受け入れはいいように思います．ただし，効果発現には1〜2日を要することに注意が必要です．

ポリエチレングリコール製剤は，主に慢性便秘の領域で使う薬剤で，もともと使用していた患者であれば継続投与ないしは増量（6包/日まで）を検討してよいと思います．腎機能障害や電解質異常を気にしなくてもよい点は強みだと思います．しかし，1包あたり60mL（通常のコップ3分の1程度）の水に溶解する必要があり，経口摂取が低下している患者では内服の負担が大きいため，注意が必要です．

③ 末梢性μオピオイド受容体拮抗薬（ナルデメジン）

ナルデメジンは末梢性μオピオイド受容体拮抗薬であり，OIC治療薬として本邦で唯一承認されています．下剤として認識されていることが多いですが，あくまでオピオイドの便秘への影響を「打ち消す」のみで，オピオイド投与前の排便状況に近づけるのみである，ということに注意してください．したがって，便秘を「予防」するための意味合いが強いという認識は必要です．したがって，もともと便秘を有する患者にはナルデメジンを投与しても何も解決しないことは自明です．もともと便秘がない患者に対して，オピオイド導入と同時に使用を開始するか，便秘が悪化してきたときに大腸刺激性下剤や浸透圧性下剤とともにナルデメジンを上乗せするのが正しい使い方であると考えられます．

④ 新規作用機序を持つ便秘治療薬

OIC治療での立ち位置は明確ではありません．従来の大腸刺激性下剤や浸透圧性下剤に比較して高価であることや，とくにルビプロストンでは悪心の副作用が比較的多いため，あくまで従来の下剤が無効な際の選択肢として考えましょう．

さらにレベルアップしたい人のために

腹部エコーのススメ

便秘を疑ったときに腹部X線検査，時にはCT検査が診断の一助になりますが，ベッドサイドで速やかに診断をつけたい場合には腹部エコー検査を行います．便秘の場合は，腸管内に固形物や液体物を認め，とくに高度便秘の場合は石灰化した便を認めることもあります．同一部位を一定時間，観察し続けることで，腸管蠕動も観察することもできます．侵襲（移動不要！）も少なく，リアルタイムで診断に有用なので，身につけておいて損はないスキルだと思います．

私の失敗談

「がんこな便秘」と思っていたら…

「便が出なくてお腹が苦しいです」と言われたとき，便秘の可能性が高いと思いますが，やはり腸閉塞の可能性は忘れてはいけません．救急の現場であれば，腸閉塞→便秘という鑑別の順番になるかもしれませんが，入院環境において，「油断」してしまった症例を紹介します．

緩和ケアチームに不安の症状緩和を目的に，がんサバイバーの患者が紹介されました．初診時は不安が主訴だったのですが，しだいに便秘を訴えるようになりました．既往歴に糖尿病があり，もともと日常生活動作も介助が必要な患者であったことから，単なるがんこな便秘だろうと思って，下剤の調整などを行っていました．

数日後に診察に伺うと嘔吐および強い腹痛を伴って患者がぐったりしていました．腹部診察を行うと，腸蠕動音は亢進し，金属音様であり，腹部は硬く膨満していました．すぐに腹部X線検査と造影CT検査を行い，イレウスであることが判明しました．腸管の血流障害も認め，緊急手術となりました．

「がんこな便秘」が判明した段階で，きちんと腹部診察を行えば早期に診断できたかもしれません．初心忘るべからず，という言葉がよくあてはまる経験として今も鮮明に覚えています．

文献

1) 日本緩和医療学会ガイドライン統括委員会（編）：がん患者の消化器症状の緩和に関するガイドライン2017年版，金原出版，2017
　▷ 緩和医療学会のHP上にて無料で閲覧できます．第2章（背景知識）が知識の整理にお勧めです．

2) Lacy BE, et al：Bowel disorders. Gastroenterology 150：1393-1407, 2016
　▷ Rome IV基準について説明した論文です．

4. マイナーなオピオイドの 副作用対策

① マイナーなオピオイドの副作用は決して頻度は高くないですが，出現した際は生活の質への影響が大きいため注意です．

② 安易にオピオイド由来とは決めつけず，他疾患由来の症状との鑑別が必要です．

① 頻度は高くないが，出現した際は生活の質への影響は大きい

オピオイドの副作用は？と聞かれて，「便秘，悪心・嘔吐，せん妄」と答えられるようになれば，研修医としては及第点だと思います．しかし，オピオイドを使う機会が増えてくるほど，まれな副作用に出くわす確率も増えてきます．そして，まれな副作用であるがゆえに知っていないと，その症状をオピオイドの副作用として鑑別に挙げるのもむずかしくなります．たとえば，高齢男性で尿閉が生じたとき，「前立腺肥大症だろう」とまずは考えると思いますが，少し前にオピオイドが開始されているならば，オピオイドによる尿閉は鑑別に挙げる必要があります．口内乾燥を訴える患者では，そもそも進行がん患者の口内乾燥の有病率は比較的高いので，オピオイド由来の可能性すら見落とすかもしれません．しかし，尿閉も口内乾燥も患者の生活の質（QOL）に大きく関わることは疑う余地もありません．きちんと鑑別に挙げられるようになるのが，脱・初心者の第1歩となりますので，1つひとつ覚えて

いきましょう．

> **Dr 森田より**
> 尿閉は外来診療ではそれなりに記憶に残る「起きると困る副作用」です．鎮痛補助薬でアミトリプチリン（トリプタノール®）を使っていたり，腹痛でブスコパン®が出ていたりすると起きやすくなりますので，高齢男性で排尿障害が少しある患者ではあらかじめ説明して，α_1受容体遮断薬を併用しておくのも選択肢になります．

 ## ② 安易にオピオイド由来とは決めつけない

　オピオイドに関するどの副作用にも共通していえることですが，**安易にオピオイドを原因としてしまうのが初心者のはまりやすい落とし穴です**．概して，オピオイドの導入または増量の時期に一致して，症状が出現・悪化することが多いと思いますが，たとえば尿閉は膀胱タンポナーデと鑑別が必要ですし，口内乾燥は口腔カンジダ症によるものと鑑別が必要です．前者は緊急性が高く，後者はアプローチがまったく異なります．このように，諸症状をオピオイドの副作用の可能性があると鑑別に挙げられるのは素晴らしいのですが，時にその知識がアセスメントを間違える原因にもなります．常にオピオイド以外の可能性も忘れずに考えましょう．

 ### 私のプラクティス

〜「何か変わったことはないですか？」〜

　本項で述べるような，マイナーなオピオイドの副作用について，患者にあらかじめ説明しておくことはめったにありません．オピオイドを導入するときに，オピオイドについての気がかりを尋ねることはありますが，これらのマイナーな副作用についての気がかりを患者から話されることもほとんどありません．本項で挙げる中では，尿閉は日常生活への影響が大きいので，患者は率直に訴えることも多いですが，ミオクローヌス，瘙痒感，口内乾燥については，生理的なものや年齢のせいとして患者が訴えない場合もあります．意外と，そば

で見ている家族のほうが気づくことが多いので，とくに外来では，家族の方に「オピオイドを始めてみて／増やしてみて，何か変わったことはないですか？」と尋ねるように心がけています．

［ミオクローヌス］

ミオクローヌスは，突然の持続時間の短いショック様の不随意運動です．生理的に生じることもあり，入眠時に認める患者もいます．オピオイド由来のミオクローヌスは，神経毒性のある代謝産物の蓄積が原因と考えられています．つまり，モルヒネやヒドロモルフォンの代謝産物は神経毒性があるため，ミオクローヌスを生じうるとされていますが，実際にはすべてのオピオイドで生じる可能性があります．オピオイド導入または増量のタイミングで生じ，オピオイド量が増えると症状は悪化します．表1のような疾患が鑑別となります．

> **Dr 森田より**
> ミオクローヌスは，そのものを症状としていわれる場合よりも，「夜ねてると，急に起きちゃう」「身体がずきっとする（ミオクローヌスが刺激で骨転移痛が生じる）」といった患者の訴えが気づくきっかけになります．診察では，脱力してもらったうえで1分ほど観察します．

表1 ミオクローヌスの鑑別疾患

基底核の変性	・Levy小体型認知症	・Parkinson病
認知症	・Alzheimer型認知症	・進行性ミオクローヌス脳症
代謝障害	・低Ca血症 ・低血糖 ・低Mg血症	・低Na血症 ・肝不全 ・腎不全
物理性脳症	・低酸素性脳症	・外傷性脳損傷
薬剤性	・抗ヒスタミン薬（高用量） ・カルバマゼピン（高用量） ・オピオイド ・フェニトイン（高用量）	・三環系抗うつ薬（高用量） ・SSRI（高用量） ・バルプロ酸（高用量）

▶ 対応の実践

ミオクローヌスは患者が困っているかどうかを介入の判断基準とします．睡眠障害など日常生活へ影響を及ぼしていると考えられる場合には，クロナゼパム0.5〜2mgの投与を検討します．症状改善が乏しい場合には，モルヒネやヒドロモルフォン以外へのオピオイドスイッチングも検討してもよいでしょう．

［瘙痒感］

瘙痒感は，脊髄後角のオピオイド受容体を介して生じると考えられています．オピオイド（とくにモルヒネ）の硬膜外投与やくも膜下投与では，他の投与経路に比して瘙痒感を高率に認めると報告されています．瘙痒感はせん妄やアカシジアの一症状でもあるので，注意力障害や認知機能障害がある場合や，抗精神病薬の併用の際は鑑別が必要です．瘙痒感は日常的な症状であり，とくに高齢者では皮膚乾燥が原因となることがほとんどですが，オピオイドをはじめとして表2のような原因も鑑別に挙げることが大切です．

表2 瘙痒感の鑑別疾患

皮膚疾患	・アトピー性皮膚炎 ・蕁麻疹	・接触性皮膚炎
薬剤性	・NSAIDs	・オピオイド
内分泌疾患	・糖尿病	・甲状腺疾患
血液疾患	・悪性リンパ腫 ・多発性骨髄腫	・鉄欠乏性貧血
悪性腫瘍	・乳がん ・胃がん	・肺がん など
神経疾患	・脳卒中 ・脳腫瘍	・精神疾患 ・心因性
その他	・閉塞性黄疸	・尿毒症

▶ 対応の実践

　瘙痒感に対しては，投与経路の変更を含むオピオイドスイッチングを検討します．つまり，オピオイドの硬膜外投与やくも膜下投与を行っている場合には，経口投与や持続静注/持続皮下注へ切り替えます．外用剤としては，亜鉛華軟膏やサリチル酸軟膏を用います．擦過による皮膚障害が強い場合には弱〜中程度のコルチコステロイド外用剤の使用を検討します．強コルチコステロイド外用剤は長期投与で皮膚の萎縮や二次感染を生じうるため，なるべく使用は避けましょう．

［尿閉］

　尿閉は，オピオイドにより排尿反射が抑制され，外尿道括約筋の収縮および膀胱容量が増加することで生じます．男女関係なく生じますが，高齢男性にしばしばみられます．すぐに症状は改善するために，あまり問題となることは多くないですが，前立腺肥大症などの基礎疾患を有している場合は症状が強く現れ，著しくQOLを低下させる場合もあります．オピオイド経口投与での出現はまれで，硬膜外投与やくも膜下投与で頻度が高いと報告されています．緩和ケア領域では，尿閉の原因となる薬剤を使用することが多いので，抗コリン作用のある**表3**のような併用薬剤も原因薬として疑うことが大切です．診断は腹部超音波検査および腹部診察で容易に行えます．膀胱タンポナーデや高度便秘も鑑別に挙げられることが望ましいでしょう．

表3 抗コリン作用のある代表的な薬剤

分類	具体例
オピオイド	オキシコドン，ヒドロモルフォンなど
抗不安薬	エチゾラム，ジアゼパムなど
三環系抗うつ薬	アミトリプチリン，ノルトリプチリンなど
鎮痙薬	ブチルスコポラミンなど
抗ヒスタミン薬	ヒドロキシジン，クロルフェニラミンマレインなど

▶ 対応の実践

　尿閉に対しては，排尿括約筋を弛緩させるα₁受容体遮断薬や，排尿筋の収縮を高めるコリン作動薬の投与を検討します．数日以内に自然と改善されることが多いですが，患者の症状がつらい場合には，一時的に尿道カテーテル留置を検討してもよいでしょう．

 私の失敗談

> **高齢男性で注意すること**
>
> 　近医より疼痛コントロールで当科外来へ紹介となった患者がいました．80歳代と高齢でしたが，がん以外の既往歴はとくになく，痛みもそれなりに強かったため，オピオイドを導入し，眠気，便秘，悪心・嘔吐の説明をして，下剤，制吐薬(頓用)も処方して，とくに問題なく外来は終了しました．
>
> 　しかし，翌日に救急外来を予定外受診されました．その理由は，なんと「尿が出ない」でした．腹部超音波検査では膀胱内に尿が大量に貯留しており，尿閉の状態でした．オピオイドの可能性が高いと思いつつも，紹介時のCTを見返すと…非常に大きな前立腺が写っていました．よくお話を聞くと，尿の出にくさが元々あったということで，ずいぶん前から臨床的に前立腺肥大症はあったようでした．
>
> 　この患者をみて以来，それなりに高齢の男性患者では，CTがあるならば前立腺の大きさを確認して，疑わしければ排尿障害の有無を確認してからオピオイドを処方するようにしています．

［口内乾燥］

　口内乾燥は，オピオイドによる外分泌腺抑制作用により生じます．オピオイド量が増えるほど，外分泌腺抑制作用は強くなるので，口内乾燥の症状は悪化します．オピオイド投与の有無にかかわらず，進行がん患者の30〜97%に口内乾燥は生じると報告されています．口内乾燥の原因として，①唾液分泌の減少(頭頸部への放射線治療，抗コリン作用のある薬剤など)，②口腔粘膜の障害(化学療法や放射線療法による口内炎，口腔カンジダ症)，③脱水などが挙げられます．抗コリン作用のある薬剤を表3にまとめました．緩和ケ

ア領域では抗コリン作用を有する薬剤を使用することが多いので，注意が必要です．また，終末期を含めて進行がん患者では口腔カンジダ症の有病率は10〜30％といわれているため，こまめに口腔内を観察することが必要です．脱水については，抗がん治療中などで体力があるうちは輸液での対応が妥当ですが，終末期では過剰な輸液は口渇を改善しないので，保湿ジェルなどを用いた口腔ケアを優先することが望ましいです．

▶ 対応の実践

　口内乾燥に対しては，水分や氷の摂取を促すようにします．とくに冬は病室が乾燥していることも多いので，部屋を加湿するなど水分と湿度の補給を心がけます．人工唾液や口腔内保湿剤を用いて口腔ケアを行うことも大切です．放射線治療歴や手術歴がなく，唾液分泌能が残っている場合には，キシリトールガムを噛んだり，唾液腺マッサージを行ったりするなど，唾液腺の分泌促進を試みるとよいでしょう．可能であれば，オピオイド減量やオピオイドスイッチングを検討します．

 さらにレベルアップしたい人のために

メサドンの特徴的な副作用

　従来の強オピオイドで鎮痛が困難な場合にメサドンを使用することがあります．メサドンは調節のむずかしさなどからその使用に際してはe-learningの受講が必須となっており，主に緩和ケア医のみが処方することが多い薬剤です．特徴的な副作用として，QT延長や心室頻拍(torsades de pointesを含む)が発現することがあります．同薬剤使用中には定期的な心電図検査と電解質検査(低Mg血症，低K血症，低Ca血症)が必須となります．また，抗精神病薬や三環系抗うつ薬，ドキソルビシンなどの抗がん薬もQT延長の原因薬剤となるので，同薬剤を使用している場合にはメサドンの使用の可否は慎重に判断する必要があります．

文献

1）日本緩和医療学会緩和医療ガイドライン委員会（編）：終末期がん患者の輸液療法に関するガイドライン2013年版，金原出版，2013
　▷ 緩和医療学会のHP上にて無料で閲覧できます．第2章（背景知識）が知識の整理にお勧めです．

2）Stone P, et al：European Palliative Care Research collaborative pain guidelines. Central side-effects management：what is the evidence to support best practice in the management of sedation, cognitive impairment and myoclonus? Palliat Med **25**：431-441, 2011
　▷ オピオイド由来のミオクローヌスについて報告した論文です．

3）Mashayekhi SO, et al：Pharmacokinetic and pharmacodynamic study of morphine and morphine 6-glucuronide after oral and intravenous administration of morphine in children with cancer. Biopharm Drug Dispos **30**：99-106, 2009
　▷ モルヒネによる瘙痒感について報告した論文です．

第 4 章

こんなとき，どうする？

1. 救急室・初療室での とりあえずの対応

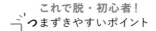
これで脱・初心者！
つまずきやすいポイント

1. "救急外来での痛みに対して鎮痛薬を処方すると，診断能が低下するため勧められない"は，過去の話になりました.
2. 救急室には，オピオイドの急性中毒で運ばれてくるという場合もあります.

1 救急外来でも鎮痛薬でしっかり痛みに対応する

　救急外来で働いていると，がん疼痛に限らず激しい痛みを訴えた患者が搬送されてくることがあります. この場合，痛みの原因を診断すると同時に，鎮痛薬の使用を検討する必要があります. 以前は，痛みに対して疾患の診断前に鎮痛薬を用いると，正確な身体所見が取れず診断能が低下すると考えられたため，救急外来での鎮痛薬の使用はあまり勧められていませんでした. しかし，痛みの管理が不十分であると有害事象を引き起こし，その後の経過に悪影響を及ぼすことがわかってきました. そのため，適切な疼痛管理を行い，痛みによるこれらの有害事象を防ぐことが，短期的にも長期的にも良好な経過につながると考えられるようになり，救急外来でも早期から鎮痛薬を使用することが勧められるようになりました.

　実際に，疼痛対策を十分に行った鎮痛を優先とした鎮静を行い，鎮静薬の使用を必要最低限にすることで，人工呼吸器期間やICU滞在日数が短縮する

といわれています[1]. また,『急性腹症診療ガイドライン2015』[2]では, 急性腹症に対して, 原因にかかわらず診断前の早期の鎮静薬の使用を推奨しています. もちろん, ショック状態で意識障害をきたしている患者への鎮痛薬の投与は禁忌です. あくまでも, 意識が保たれている状況で疼痛があり, 疼痛が原因で何らかの診療上の不利益が生じた場合に, バイタルに注意しながら投与を検討する必要があります. では, 実際にどのような対応が必要なのか, どのように鎮痛薬を使用するのか, その中でオピオイドはどのような位置づけなのか, 解説したいと思います.

2 オピオイド急性中毒にどう対応するか

また, オピオイドを使用している患者で救急外来に搬送されてくるケースは, 痛みの増強だけではありません. その逆である, オピオイドの過量によるオピオイド急性中毒で搬送されてくるケースもあります. オピオイドの過量になる原因としては, オピオイドの乱用や誤用などがあります.

日本ではオピオイドの乱用は少なく, そこまで問題視されていませんが, 海外ではオピオイドの乱用が社会問題となっています. また, 日本でも非がん性慢性疼痛に対するオピオイド鎮痛薬の保険適用が拡大しており, 今後オピオイドの処方が増加する可能性があり, 乱用の増加が懸念されています.

オピオイドの誤用は日本でも時々報告されています. 徐放性製剤と速放性製剤の剤型が似ていることによる, 飲み間違いがその1つです. 速放性製剤を徐放性製剤として間違えて飲むにはあまり問題は起きませんが, 徐放性製剤を速放性製剤として間違えて1時間おきに飲んでしまうと, 血中濃度が徐々に上昇して過量投与になってしまいます. 他には, フェンタニル貼付剤を湿布薬と勘違いして, 大量に皮膚に貼ってしまって過量投与になるケースもあります.

このように, オピオイドを使用している患者では, オピオイドの誤用からオピオイド急性中毒を起こして救急外来へ搬送される場合があります. その際の対応を知っておく必要があります.

［救急外来での痛みの対応］

▶ まずは痛みを評価する

　救急外来で激しい痛みに対応する場合も，やはり痛みの原因を評価することが大切です．それまでまったく痛みがなく突然の痛みを認めた患者でも，以前からの痛みが急に激しくなった患者でも，痛みが激しいのであれば，原因を評価することが大切です．ここでも，第1章で紹介した問診法のOPQRSTAを活用することができます．疼痛の程度が強く，救急外来に運ばれてくるような痛みの場合は，問診しても正確な情報が得られないことがありますが，可能な限り行いましょう．

　とくに「P：Place，どこか」は，痛みの部位から，見逃してはいけない疾患や超緊急の対応が必要な疾患を鑑別し，次の検査につなげるために重要です．救急車で搬送されてくるほどの強い痛みの場合，痛みの原因としては脳出血や急性大動脈解離，腸閉塞などがあり，その後の治療が命に関わる場合があります．

　また，「S：Severity，どれくらいの強さか」も，痛みの程度を評価し，系統的に鎮痛を行うために必要です．鎮痛評価スケールとしてNRS（Numeric Rating Scale）やVAS（Visual Analog Scale）を紹介しました．ただ，これらのスケールは意思の疎通がとれる場合にのみ使用することができます．意識障害などで意思の疎通がとれない場合は，BPS（Behavioral Pain Scale）やCPOT（Critical-Care Pain Observation Tool）などの鎮痛評価スケールを利用することがあります．BPSは，挿管患者でコミュニケーションが困難なため場合に使用する痛みの客観的評価ツールです．「表情」「上肢の動き」「人工呼吸器との同調性」の3項目をそれぞれスコア化し痛みを評価します（表1）．CPOTは，挿管患者と非挿管患者のどちらの場合にも対応した痛みの客観的評価ツールです．「表情」「身体の動き」「人工呼吸器との同調性または挿管していない患者では発声」「筋緊張」の4項目をそれぞれスコア化し，痛みを評価します．CPOTはBPSと比較すると，各項目で患者の状態がより詳細に記載されています（表2）．これらの鎮痛評価スケールを用いて痛みの程度を評価することで，その後に使用する痛み止めの効果を客観的に判断することができます．

表1 BPS

項目	説明	スコア
表情	穏やかな	1
	一部硬い（例：眉が下がっている）	2
	まったく硬い（例：まぶたを閉じている）	3
	しかめ面	4
上肢	まったく動かない	1
	一部曲げている	2
	指を曲げて完全に曲げている	3
	ずっと引っ込めている	4
人工呼吸器との同調性	同調している	1
	時に咳嗽	2
	人工呼吸器とファイティング	3
	人工呼吸器との調節が利かない	4

表2 CPOT

項目	説明	スコア	
表情	緊張なし	リラックス	0
	しかめる，眉間のしわ，こわばる，筋肉の緊張	緊張	1
	上記に加えて，強く眼を閉じている	顔をゆがめる	2
体の動き	動かない	動きなし	0
	ゆっくり慎重な動き，痛いところを触ったり，さすったりする	抵抗	1
	チューブを引き抜く，突然立ち上がる，体を動かす，命令に応じず攻撃的，ベッドから降りようとする	落ち着きなし	2
人工呼吸器との同調（挿管患者）	アラームがなく，容易に換気	同調	0
	アラームがあるが，止んだりもする	咳嗽はあるが同調	1
	非同期：換気がうまくできない，アラーム頻繁	ファイティング	2
------ または ------ 発声（挿管していない患者）	通常のトーンで会話	通常の会話	0
	ため息，うめき声	ため息，うめき声	1
	泣きわめく，すすり泣く	泣きわめく	2
筋緊張	受動的な動きに抵抗なし	リラックス	0
	受動的な動きに抵抗あり	緊張，硬直	1
	受動的な動きに強い抵抗あり，屈曲・伸展できない	強い緊張，硬直	2

▶ どの鎮痛薬を選択するか

　救急外来では，痛みの原因を評価するのと同時に鎮痛薬の使用を開始します．では，どのような鎮痛薬を選択すればよいでしょうか．『急性腹症診療ガイドライン2015』では，使用する鎮痛薬としては，痛みの強さによらずアセトアミノフェン1,000mgの静脈投与（レベル1，推奨度A）が推奨されています．また，痛みの強さにより，麻薬性鎮痛薬の静脈投与（レベル1，推奨度A）を使用することが推奨されており，モルヒネ，フェンタニルのようなオピオイド（レベル1，推奨度A），ペンタゾシン，ブプレノルフィンのような麻薬拮抗性鎮痛薬（レベル2，推奨度A）の使用も推奨されています．投与経路としては，即効性のある注射剤の使用が推奨されています．

=== 🌿 私のプラクティス 🌿 ===

　『急性腹症診療ガイドライン2015』を参考にすると，まずはアセトアミノフェンを投与し，それでも痛みが軽減しない場合は，オピオイドを検討することになります．オピオイドを使用する場合，非がん疾患の急性痛に対し使用できるオピオイドで，なおかつ注射剤を選択する必要があります．このような理由から，前述のように，モルヒネ，フェンタニル，ペンタゾシン，ブプレノルフィンなどが推奨されています．

　この中で，ペンタゾシンやブプレノルフィンといった麻薬拮抗性鎮痛薬はお勧めできません．以前は，ペンタゾシンの筋注がよく行われていましたが，天井効果があり繰り返し投与していると効果が出なくなってしまいますし，連用することによって精神的依存が生じやすく長期使用は推奨されていません．さらに，救急外来ではその先の治療も念頭に置いて対応をする必要があります．たとえば，急性大動脈解離や腸閉塞と診断された場合，緊急手術に移行する可能性があります．手術に移行すると，挿管時や術中・術後疼痛管理にフェンタニルやレミフェンタニルなどのオピオイドを使用します．もし，救急外来で鎮痛のためにペンタゾシンやブプレノルフィンを大量に使ってしまうと，緊急手術の際に使用するフェンタニルやレミフェンタニルが効きにくくなってしまうのです．このような理由から，ペンタゾシン，ブプレノルフィンのような麻薬拮抗性鎮痛薬は『急性腹症診療ガイドライン2015』では推奨となっていてもあまりお勧めできず，モルヒネ，フェンタニルの使用が好ましいと考えます．

▶ どのオピオイドを選択するか

━━━ ⚔ 私のプラクティス ⚔ ━━━

　では，モルヒネとフェンタニルであれば，どちらを選択すればよいでしょうか．筆者は，フェンタニルを選択することが多いです．理由は3つあります．

　1つ目は，フェンタニルのほうがモルヒネと比べると即効性があることです．あまり大きな差ではありませんが，モルヒネは効果発現まで5分程度ですが，フェンタニルは効果発現まで2分程度となっており，少しだけ早いです．

　2つ目は，フェンタニルは腎機能障害があっても使用可能であることです．モルヒネの場合，腎機能低下があると代謝産物の蓄積の問題で使用しにくいです．フェンタニルであれば，透析患者にも問題なく使用ができ，救急外来で腎機能の採血結果が出る前にオピオイドを使用したい場合でも投与できます．

　3つ目は，モルヒネのほうがフェンタニルに比べるとヒスタミン遊離作用が強く，血圧低下をきたしやすいからです．フェンタニルも血圧低下には注意が必要ですが，モルヒネではそれ以上に血圧低下を起こしやすいです．

> Dr 森田より
> 　私はあまり専門ではありませんが，救急初療でのオピオイドの選択は，「その施設でみんなが慣れている（医師だけでなく，看護師も慣れている）」でもいいように思います．効果にそれほど大きな差があるわけでない一方，「これをどれくらい使ったから注意」といった直感が観察するうえで重要だからです．

▶ 実際の投与方法は…

　救急外来での鎮痛薬の使用方法をまとめると，まずアセトアミノフェンを投与し，無効であった場合は，フェンタニルを使用することとなります（図1）．

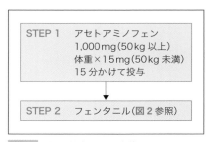

STEP 1　アセトアミノフェン
1,000mg（50kg以上）
体重×15mg（50kg未満）
15分かけて投与

↓

STEP 2　フェンタニル（図2参照）

図1　救急外来での鎮痛薬

私のプラクティス

　アセトアミノフェンの具体的な投与方法としては，患者の体重が50 kg以上であれば1,000 mg，体重が50 kg未満であれば体重×15 mgのアセトアミノフェンを，いずれの場合も15分かけて投与します．多くの場合，アセトアミノフェンの静脈内投与で痛みが軽減することが多いです．

　次に，フェンタニルの具体的な投与方法を図2のとおりお伝えします．

　痛みの程度が強く，フェンタニル50 μgではまったく効かない場合は，フェンタニル100 μgを投与することがあります．

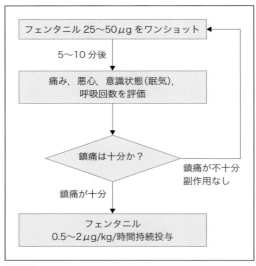

図2　フェンタニルの投与方法

さらにレベルアップしたい人のために

フェンタニルの血中濃度の推移を意識しよう

　フェンタニルを投与する際は，血中濃度の推移を意識するとよいでしょう．この血中濃度は正確には効果部位濃度といわれますが，少し複雑なのでここでは血中濃度(効果部位濃度)と記載します．フェンタニルは，投与後5分程度で血中濃度(効果部位濃度)がピークに達し，その後は徐々に低下します．フェンタニルの効果判定を行う際は，5分以上が経ってから行います．投与後5分以内ではフェンタニルの血中濃度(効果部位濃度)がピークに達しておらず，フェンタニルの効果を過小評価することとなり，その状態でフェンタニルを追加投与すると過量投与につながります．また，フェンタニルは，投与後10分程度で血中濃度(効果部位濃度)が平衡状態になります(図3)．この平衡状態の血中濃度(効果部位濃度)は，フェンタニルを繰り返し投与することで上昇します．フェンタニルを5〜10分間隔で繰り返し投与し，平衡状態となった血中濃度(効果部位濃度)を鎮痛領域まで増加させることで，鎮痛効果を持続させることができます．しかし，平衡状態となった血中濃度(効果部位濃度)も時間が経つと徐々に低下して，鎮痛領域から外れてしまいます．そうならないように，フェンタニルの持続投与を行うことで効果部位濃度を保たせます(図4)．

　血中濃度(効果部位濃度)の鎮痛領域は個人差が大きく，そのときの痛みの程度や全身状態によっても変わってきます．高齢者や全身状態が不良な場合は，少量のフェンタニルでも効果が出やすく副作用も生じやすいです．そのため，実際に投与して反応を見ながら調整する必要があります．高齢者や全身状態が不良な患者に投与する場合は，ワンショットで投与する量を少なめ(25 μg)とすることもあります．

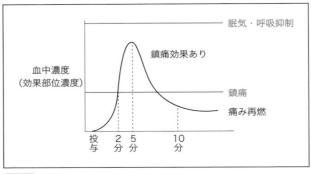

図3　血中濃度（効果部位濃度）・単回

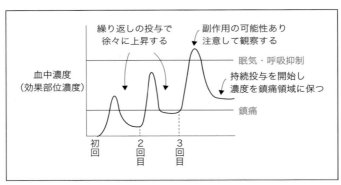

図4　血中濃度（効果部位濃度）・繰り返し

▶ 副作用対策も忘れない

　救急外来でフェンタニルによる鎮痛を行う場合は，副作用に対する準備と対策をしっかりしましょう．とくに問題となる副作用としては，呼吸抑制や循環動態への影響があります．呼吸抑制は，延髄の呼吸中枢へ直接作用し，二酸化炭素に対する呼吸中枢の反応が低下することで，呼吸回数の減少が起こります．循環動態への影響としては，徐脈や血圧低下などがあります．徐脈や血圧低下が起きる機序としては，痛みが軽減したことによる交感神経刺激の低下だけでなく，中枢神経系のオピオイド受容体の刺激による迷走神経の刺激や，末梢神経系のオピオイド受容体の刺激による血管平滑筋の弛緩による末梢血管抵抗の低下などがあります．

=== 私のプラクティス ===

まずは，頻回（5分おき）のバイタルチェックを行いましょう．モニターについては，心電図，血圧計，Spo₂モニターなど，基本的なモニターを装着します．呼吸抑制については，胸郭運動の観察や呼吸音の聴診などによる呼吸数の確認が基本となりますが，心電図モニターのインピーダンス呼吸数測定も有用です．

呼吸抑制に対しては，酸素投与の準備をしておきましょう．念のために，気道確保の準備をしておくことも大切です．呼吸回数が減った場合は，下顎挙上を行ったり，バッグバルブマスクなどを用いて補助換気を行ったりすることもあります．オピオイドによる呼吸抑制だけで挿管することはほとんどありませんが，救急外来の場合は全身状態管理のために挿管するため，そちらに対して使用する形になるでしょう．ただし，挿管せずに経過を見る方針になった際に，呼吸抑制が問題となるようならばナロキソンを使用することがあるので，ナロキソンの準備もしておきましょう．ナロキソンの投与方法については，別記します．

循環動態への影響に対しては，徐脈に対してはアトロピンの使用を行います．血圧低下に対してはエフェドリンやフェニレフリンなどを使用します．救急外来の場合は全身状態管理のためにカテコラミンなどを使用するため，それらでの対応でもよいでしょう．

［オピオイド急性中毒への対応］

▶ 症状と診断

オピオイド急性中毒の症状としては，縮瞳，鎮静，いびき，浅呼吸，呼吸数減少，チアノーゼ，ミオクローヌス，興奮，錯乱，幻覚などがあり，重篤なものでは，血圧低下，徐脈，昏睡などがあります．

診断のための有用な検査法はなく，病歴と症状による診断がメインとなります．病歴では，オピオイドの使用歴，使用しているオピオイドの製剤と用量，残薬の数などを確認します．

▶ 初期対応

　まず初めに，オピオイドの投与が継続されているのであれば，オピオイドの投与を中止します．次に，救急初期診療であるCABを確認します．C；CIRCULATIONでは，血圧低下や徐脈の有無を確認し，必要があれば昇圧薬などの使用を検討します．A；AIRWAYでは，気道開通の有無を確認し，必要があれば下顎挙上を行って気道を確保します．B；BREATHINGでは，呼吸数や呼吸様式を確認し，必要があればバッグバルブマスクによる補助換気を行います．この中で，オピオイド急性中毒で問題となりやすいのがB；BREATHINGです．これらの確認を行うと同時に，モニターの装着，酸素投与，静脈路確保を行いましょう．

　意識が低下して呼吸数が減少している状況でも，酸素投与を行うことで酸素化が保たれているのであれば，オピオイドの効果が消失し意識状態が改善するまで経過を見ます．目安としては，徐放性製剤を使用している患者であれば6〜8時間程度経過を見ましょう．もし，意識が低下して呼吸数が減少しており，補助換気をしなければ酸素化が保てない状況であれば，オピオイドμ受容体拮抗薬であるナロキソンを投与します．この時，ナロキソンによってオピオイドの効果をすべて拮抗する必要はありません．オピオイドの効果をすべて拮抗しようとすると，逆にオピオイド退薬症状を起こす可能性があります．重要なのは，B；BREATHINGである呼吸数や呼吸様式を改善させることです．ナロキソンの投与によって，補助換気なしで酸素化が保てるような状況に戻すことが最低限の目標となります．万が一，自殺企図などで大量のオピオイドを乱用しており，ナロキソンの投与を行っても呼吸状態が改善しないのであれば，挿管・人工呼吸器管理が必要になります．

▶ ナロキソンの投与方法

　ナロキソンは，添付文書上では，成人では1回0.2mgを投与し，効果が不十分な場合，0.2mgを追加投与するとなっています．効果発現時間は，静注の場合は投与後1〜2分，筋注・皮下注・気管内投与時の場合は投与後2〜5分となっています．効果持続時間は20〜60分とされていますが，30分程度で効果が著明に減少してきます．オピオイドよりも半減期が短いため，ナロ

キソン投与後に症状が改善したとしても，30分後に再燃することがあり，その際は追加投与する必要があります．とくに徐放性製剤を使用している患者ではオピオイドの作用時間が長いため，オピオイド急性中毒の症状がいったん改善しても再燃するため，ナロキソンの持続静脈内投与を行うこともあります．また，オピオイド急性中毒の重症度とナロキソンの必要量は相関しないため，ナロキソンを投与する際は呼吸状態と意識状態に注意しながら投与する必要があります．

—— ❖ **私のプラクティス** ❖ ——

　前述したように，オピオイド急性中毒への対応としては，**呼吸数や呼吸様式を改善させることが最低限の目標となります**．また，ナロキソンの呼吸抑制作用に対する拮抗作用は，鎮痛作用に対する拮抗作用より強力であると考えられており，呼吸数や呼吸様式を改善させるのであれば少量のナロキソンで良いことが多く，1回0.2mgを投与することはほとんどありません．筆者は，患者の呼吸状態や意識状態などその時の状況によってナロキソンの投与量を調整しています．

①疼痛管理のためにオピオイドを調整していた経過で過量投与となり，呼吸抑制を起こして酸素化が保てなくなり，ナロキソンの投与が必要となった場合．この場合は，オピオイドの作用を少しだけ拮抗することで呼吸状態が改善するため，ナロキソンの投与量を少量にします．具体的には，図5 のとおりです．このとき，呼吸状態が改善しても30分後から再燃する可能性があることに留意して経過を観察する必要があります．

②乱用や誤用によって救急外来に搬送されて，まったく呼吸をしていない場合．この場合は，緊急性が高く，多量のナロキソンを投与する必要があります．呼吸抑制でほとんど呼吸が認められず，緊急的にオピオイドの作用を解除しなければいけないときは，ナロキソンの1回の投与量を0.2mgとします．そして，2分ごとに呼吸状態を評価し，ナロキソンの追加投与の必要性を判断します．ナロキソンの投与最大量は決まっておらず，1回の投与でナロキソンの効果がまったく認められない場合は，1回投与量を増量することも検討します．ただし，ナロキソンを計5〜15mg投与しても改善がない場合は，他の原因を考慮する必要があります．

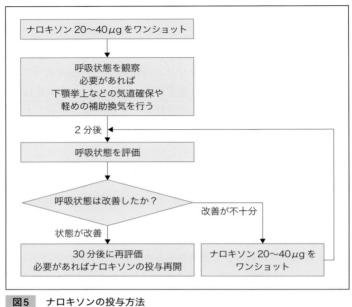

図5　ナロキソンの投与方法

文献

1) 成人ICU患者の疼痛，不穏およびせん妄の管理に関する臨床ガイドライン
   ▷ 急性期の疼痛，不穏，せん妄に対する治療についてまとまっています．

2) 急性腹症診療ガイドライン出版委員会(編)：急性腹症診療ガイドライン2015，医学書院，2015
   ▷ 急性腹症に対する診察，鑑別，治療などについてまとまっています．

2. 痛みが治まらないとき

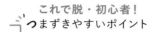
これで脱・初心者!
つまずきやすいポイント

① まずオピオイドが効いているかを確かめましょう. レスキューの効果発現時間と効果持続時間で判定します.
② 痛みの原因ががんの痛みなのか再評価することも検討しましょう.
③ オピオイドを増量する方法を身に付けましょう. ラピッドタイトレーションもできるようになるとより良いです.
④ 精神的な要素なども考慮しましょう. オピオイドの不適切使用を防ぐため,依存,ケミカルコーピング,鎮痛耐性,痛覚過敏などにも留意しましょう.

① まずはオピオイドの効果を判定する

　オピオイドを導入したものの,「痛みがなかなか軽減しない」「少しは効いている様子だけどスッキリしない」といった状況になることがあります. このような場合,ただ闇雲にオピオイドを増量するのではなく,オピオイドが効いているのか判定する必要があります.

2 痛みの原因を再評価する

　オピオイドを導入し増量したにもかかわらず痛みが軽減しない場合は，痛みを再評価する必要があります．第1章で解説した痛みの評価方法を用いて，痛みの評価を最初からやり直すのがよいでしょう．また，オピオイドの効果が認められなかった場合以外にも，痛みの再評価を考慮するタイミングがあります．

 ## 3 レスキュー増量も忘れずに

　痛みの軽減が不十分でありオピオイドを調整する場合，悪心や眠気，呼吸抑制といった副作用の問題がなければ，基本的にはオピオイドの増量を検討します．内服でも注射剤でも，オピオイドの定期鎮痛薬を増量するときは，増量前の30〜50％を上乗せします．レスキュー量の目安は，定期鎮痛薬1日量の6分の1を目安とされていますので，定期鎮痛薬を増量した際は忘れずにレスキューも増量しましょう．

 ## 4 痛み以外の要素も考える

　オピオイドや他の鎮痛薬を使用することで，多くの場合は痛みを軽減させることができます．しかし，なかにはどれだけ痛み止めを使っても痛みが治まらない場面に遭遇することがあります．その場合，純粋な痛みだけではなく，痛み以外の要素が関与していることがあります．

［オピオイドの効果判定］

オピオイドの効果を判定する場合，徐放性製剤での評価は短時間でむずかしく，効果が発現するレスキューによって効果を判定します．そのためには，レスキューを使用してからどれくらいで効いてくるかといった効果発現時間と，レスキューの効果がどれくらい続くかといった効果持続時間を把握しておく必要があります．オピオイドの効果発現時間と効果持続時間は，主に投与経路によって変わります．

効果発現時間については，表1のようになっています．レスキュー使用後，これらの時間で痛みが軽減した場合は，レスキューの効果があったと考え，オピオイドが効く痛みであると判断する材料となります．レスキューを再度使用した際に再現性が認められれば，なお確からしいと判断できます．

ただし，レスキュー使用後に痛みが軽減したとしても，鎮痛薬の効果が出る時間よりも，①早く痛みが軽減した場合はプラセボ効果などの薬剤本来の効果ではない可能性を，②遅く痛みが軽減した場合はレスキューの効果というより自然と痛みが軽減した可能性を考慮する必要があります．

効果持続時間については，表2のようになっています．レスキュー使用後に痛みが軽減し，これらの時間持続すれば，レスキューの効果があったと考えられます．

表1 効果発現時間

静脈内投与	5〜10分程度
皮下投与	10〜15分程度
速放性製剤(SAO製剤)	15〜30分程度
口腔粘膜吸収剤(ROO製剤)	10〜15分程度

表2 効果持続時間

静脈内投与	2〜3時間程度
皮下投与	2〜3時間程度
速放性製剤(SAO製剤)	3〜4時間程度
口腔粘膜吸収剤(ROO製剤)	1時間程度

━━━━━ ❧ 私のプラクティス ❧ ━━━━━

〜レスキューの効果が続かないとき考えること〜

　レスキュー使用後に痛みが軽減しても，効果持続時間がこれらの時間よりも短い場合は，まずはレスキューの用量不足の可能性を考慮します．この場合，レスキューの増量を試してみます．オピオイドが有効な痛みの場合，レスキューの用量を増やすことで痛みの軽減の程度が強くなり，効果持続時間も長くなります．実際にこのような変化があれば，オピオイドが効く痛みであると判断できます．その後，レスキューの投与量や回数をもとに，徐放性製剤の増量を検討します．もし，レスキューを増量しても変化がない場合，レスキュー使用後に悪心や眠気，呼吸抑制などの副作用が目立たないようであれば，さらにレスキューを増量します．

　ただ，このときに「もしかしたらオピオイドが効かない**痛みかもしれない**」と**疑い始める**必要があります．漫然とオピオイドを調整するのではなく，オピオイドが有効ではない痛みかもしれないことを考えながら対応することが大切です．でなければ，痛みがいっこうに軽減しないだけでなく副作用が増強してしまい，さらにはケミカルコーピング（後述）にもつながる可能性があります．実際に，オピオイドを増量しても痛みが軽減しなかった場合は，痛みの原因が他にある可能性を考慮して，痛みについて再評価しましょう．

［痛みの原因を再評価するタイミング］

　痛みの原因を再評価するタイミングの1つが，経過で痛みが増強したときです．がん患者の場合，経過で腫瘍が大きくなると痛みが増強し，それに対してオピオイドの増量が必要になります．以前から認めていた痛みと同部位で同様の痛みが増強したのであれば，それまで効果のあったオピオイドをそのまま増量することもあります．ただ，痛みの増強とオピオイドの増量を短期間で何度も繰り返すようでしたら，一度痛みの原因の再評価する必要があると考えます．

　もう1つが，それまでと違う部位や種類の痛みが生じたときです．痛みの部位が違う場合は，痛みの評価を初めからやり直す必要があります．また，以前と同部位の痛みであっても，しびれなどそれまで認めなかった性状の痛みを伴うようになった場合には，痛みの再評価が必要です．脊椎転移による骨転移痛で経過をみていた患者に，神経障害性疼痛を伴うようになれば，椎体

転移の脊柱管内浸潤や神経根圧迫が起こっている可能性があります．さらに
進行してくると神経麻痺にもつながるため，早めに評価することが大切です．

　痛みが治まらない場合や新たな痛みが追加された場合は，これまでの経過
にとらわれず問診や診察をやり直し，身体所見や痛みの部位・性質を再評価し
ましょう．必要があれば，血液検査や画像検査の再検や追加を検討しましょう．

--- 私のプラクティス ---

　痛みの原因を再評価することは，オピオイドの調整はもちろんですが，腫瘍
の進行具合を評価することで，予後予測などの参考にもなります．また，痛み
が急激に増強したときは，必ず痛みの原因を評価しましょう．腹痛が急激に増
強した場合は，腸管穿孔など緊急の対応が必要になる場合があります．病的
骨折でも痛みが急激に増強しますが，患者の状態によっては手術をすることで
痛みが軽減することがあります．

Dr 森田より
　「違う場所の痛みだった」でちゃんと診察できていないと恥ずかしいの
は，帯状疱疹や胃潰瘍・腎盂腎炎などの良性疾患です．急に起きた場
合には，出血・感染・虚血（梗塞）・骨折をまず考えます．「同じ場所の
痛みだった」で要注意なのは，骨転移のある場所の背部痛が強まったと
きに，痛みの増悪が「横断麻痺の前兆」であることです．横断麻痺は痛
みだけの段階で減圧（ステロイド，手術か照射）をしていれば麻痺に至る
可能性が減りますが，鎮痛薬を増量だけして1週間後に「足が動かなく
なりました」で救急受診になってからだと回復できないことが多くあり
ます．「背中の痛み➡横断麻痺の初期症状か？」と考えるようにして，毎
回MRIというわけにもいきませんので，患者さんに朝起きたら足をベッ
ドで上げてもらって「力が入らないかも？」と思ったら救急で受診しても
らうように伝えておくなども臨床的にはいい対応ですね．

［オピオイド増量時の調整方法］

　オピオイドの調整法としては，内服で調整する方法と注射剤で調整する方
法があります．オピオイドの調整を急がなくていい場合は，内服での調整を
行います．痛みが強くてオピオイドの調整を急ぐ場合は，内服で調整してい
ると時間がかかり患者の苦痛が長引いてしまうため，注射剤による調整が必
要となります．増量する間隔は，注射剤では24時間，徐放性製剤では48時

間，フェンタニル貼付剤では72時間が目安とされています．

===== 私のプラクティス =====

　定期鎮痛薬を増量するときは，増量前の30～50%を増量するとしましたが，これよりも多い増量幅で調整することもあります．たとえば，痛みの程度が強くて，レスキューの使用が頻回の場合は，定期鎮痛薬とレスキューを合計した1日量を参考にすることがあります．この場合，いきなり1日量をすべて定期鎮痛薬にすると過量になる可能性があるため，まずは定期鎮痛薬を倍量にして経過を見るようにしています．

　また，レスキュー量は必ずしも定期鎮痛薬1日量の6分の1にしなければいけないというわけではありません．安静時痛は安定しているものの突出痛の程度が強い場合や，レスキュー薬は効くけど持続時間をもう少し長くしたい場合など，状況によって定期鎮痛薬1日量の6分の1より多い量とすることもあります．

さらにレベルアップしたい人のために

ラピッドタイトレーション

　注射剤で増量する場合，間隔は24時間で増量すると解説しましたが，痛みが強すぎる場合は，それよりも早く増量することが必要になります．このようなときは，注射剤を用いて短時間でオピオイドの投与量を増量するラピッドタイトレーションという方法を行います．1日でオピオイドの投与量を数段階増量させるのです．

　このラピッドタイトレーションには標準的な方法はありません．ポイントは，オピオイドの効果判定をしっかりとして，なおかつ副作用である傾眠や呼吸抑制を十分に観察しながら行うことです．注射剤の投与経路は，静脈内投与でも皮下投与でもよいですが，皮下投与の場合，投与量が多くなると薬液が吸収されずに皮下に貯留することで効果発現が遅くなることがあります．そのため，静脈内投与で行うことを勧めます．具体的な方法としては図1のとおりです．

　基本的には，鎮痛が十分になるまで投与量を増量しますが，増量中に眠気や呼吸抑制が出現した場合は，鎮痛が不十分であっても一度増量するのを止めて，1時間ほど経ってから再評価すると安全です．眠気が出てからさらに増量すると呼吸抑制を生じる可能性があるため，眠気を訴えた後は少し慎重になります．眠気が出た場合，痛みが許容できる程度になっていることが多いため，その日の増

量を止めて，翌日に再調整することもあります．**1日で痛みを「ゼロ」にしようと
せず，「夜眠れる程度の痛み」を目標とする**のがよいでしょう．

　ラピッドタイトレーションを行ってオピオイドの投与量を一気に増量すると，
呼吸抑制をきたしてしまうかもしれないと心配になるかもしれません．しかし，
患者の状態をきちんと観察し，眠気が出た時点で増量を止めるようにすれば，
酸素化が低下するなど問題となるほどの呼吸抑制を起こすことは少ないです．
ただ，患者の状態次第では，呼吸抑制を起こすことがあるので，アンビューバッ
グのような呼吸補助具やナロキソンのような拮抗薬をいつでも使用できるような
準備をしておくといいでしょう．

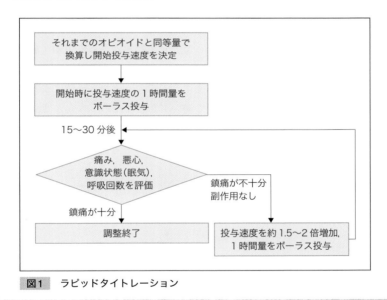

図1　ラピッドタイトレーション

> **Dr 森田より**
> 　ラピッドタイトレーションよりもやや気軽にできるものとして，内服
> の増量を速放性製剤で行うという方法もあります．もともと「モルヒネ
> 水」しかなかった時代，モルヒネ3mgを4〜5時間ごとに内服していっ
> て，鎮痛が不十分な場合に1回分を追加，次回から定期で飲むモルヒ
> ネ水を50%増量，という方法がとられていました（これだと，モルヒネ
> 水さえあればmLを変更するだけで処方が必要ないのです）．このサイ
> クルを2回ほどやると，1回のモルヒネ内服が3mg/回➡5mg/回➡
> 7.5mg/回となり，×5回投与だとすると，モルヒネで15mg/日から
> 37mg/日まで増量できることになります．案外，いまの徐放性製剤中
> 心の処方よりも早く鎮痛できていたかもしれません．

［純粋な痛み以外の要素とは］

　痛みとはそもそも，「実際の組織損傷もしくは組織損傷が起こりうる状態に付随する，あるいはそれに似た，感覚かつ情動の不快な体験」（日本疼痛学会で公開している日本語訳より）と国際疼痛学会（IASP）では定義されています．痛みは主観的な症状であり，心理社会的，スピリチュアルな要素の修飾を受けるといえます．

　これは実際にメカニズムがあります．不安や緊張などが交感神経を刺激します．交感神経が刺激されると，血管が収縮します．血管が収縮すると血液の流れが悪くなり血流障害が起こります．血流障害が起こると，組織への酸素供給の低下や代謝産物の蓄積によって，発痛物質がさらに生産・放出されます．この結果，痛みにつながります．このように，組織損傷によって生じた痛みが，感情によって修飾され増強するのです．また，感情による痛みの増悪は，習慣化すると条件反射として働いてしまうため，本人が意識していなくても交感神経が緊張し，ちょっとしたことでも痛みを感じたり痛みが増強したりするようになります．これが慢性痛になると考えられています（図2）．

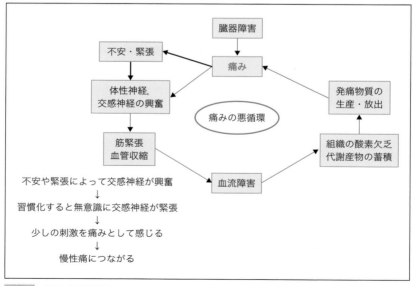

図2　痛みの悪循環

　痛みに対して，痛み止めを使って対応するのは大事ですが，それだけでは改善しない痛みについては，精神的苦痛，社会的苦痛，スピリチュアルペインの影響がないかを考える必要があります．そして，それぞれの苦痛に必要なケアや支援を提供することが大切です．もし，精神的苦痛による痛みの増悪に対して痛み止めで対応しようとすると，痛み止めの不適切使用につながってしまいます．日本ではオピオイドの不適切使用はそこまで多くありませんが，米国では大きな問題となっています．**オピオイドの不適切使用は医療者が生み出さないことが大切です**．そのためには，痛みの原因が組織損傷だけでなく心理社会的な要素も影響していることを認識し，心理的ケアや社会的な支援も必要であることを知っておくことが大切です．

私のプラクティス

～痛みの部位を温める効果～

　痛みを軽減するには，鎮痛薬で痛みを抑えるだけでなく，前述した悪循環を断つことも大切です．筆者は，感情によって痛みが増強するメカニズムを考慮すると，疼痛部位を温めることはとくに効果があると考えています．患部を温めることで血流が改善し組織への酸素供給が上昇することで，発痛物質の生産・放出が抑制されます．また，温めるといった行為はリラックスにつながります．リラックスするということは副交感神経が優位になるということです．これによって，不安や緊張で交感神経が刺激されていた状態が改善され，血管も拡張し血流も改善し，痛みの悪循環を断ち切ることができます．実際に，患部を温めるだけでなく，シャワー浴や入浴の最中は痛みが軽減するという患者は多いです．痛み止め以外でのケアを提案するのも，医療者の大切な役目と考えます．

［オピオイドの不適切使用］

　痛み以外の要素に対してオピオイドを使用すると，オピオイドの不適切使用につながり，依存，ケミカルコーピング，鎮痛耐性，痛覚過敏などの状態を引き起こすことがあります．オピオイドを使用する際には，これらの知識も必要ですので，解説したいと思います．

▶ 依存

依存には，①精神依存と②身体依存があります.

①精神依存は，薬物に対して抑えがたい欲求を感じたり，症状がないにもかかわらず強迫的に薬剤を使用したりするなどの状態をいいます. 痛みなどの苦痛を感じている患者にオピオイドを使用しても精神依存は起こりませんが，痛みがない人に対してオピオイドを使用すると精神依存が起きると考えられています. がん疼痛のある患者では精神依存はまれですが，がん病変の縮小などで痛みが軽減しているにもかかわらず，漫然とオピオイドを使用していると精神依存が形成されることがあります. そのような患者では，オピオイドの減量を行うなどの対応が必要です.

②身体依存は，薬物を長期間使用することで生じる生理学的な適応状態です. 薬物に順応している状態のため，体内から薬物がなくなると退薬症状といった不具合を生じます. 薬物を中止して退薬症状が認められた場合，身体依存が形成されていると判断します. 精神依存とは異なり，痛みのためにオピオイドを使用しており，その状態が継続されるのであれば不利益を生じることはありません. 逆に言うと，何らかの原因でオピオイドが体内から急激に減ってしまうと退薬症状を起こすため，そのような状態にならないように注意が必要です.

▶ オピオイド退薬症状

オピオイドの場合，退薬症状として下痢，発汗，流涙，振戦，興奮，あくびなどがあります(表3). オピオイドの副作用と反対の症状といったイメージです. 臨床では，患者がオピオイドを自己中断したとき，オピオイドの経口剤が飲めなくなったとき，オピオイドスイッチングで大量のオピオイドを一

表3　オピオイド退薬症状

第1度	眠気，あくび，全身違和，発汗，流涙，流涎，倦怠，ふるえ，不眠，食欲不振，不安など
第2度	神経痛様の疼痛，原疾患の疼痛の再現，鳥肌，悪寒，戦慄，悪心，嘔吐，腹痛下痢，筋クローヌス，皮膚の違和知覚，苦悶など
第3度	もうろう感，興奮，暴発，失神，痙攣，心臓衰弱，虚弱など

度に変更したときなどに起こることがあります.

Dr 森田より
　オピオイドの退薬症状は，wet症候群と覚えておくと忘れにくいです.
水が出る——下痢，よだれ，汗，なみだ. 1日量の10％程度のオピオイ
ドを全身投与すると治まります.

 私のプラクティス

　もし，オピオイドの退薬症状が起こってしまったときは，もともと使用して
いたオピオイドの速放性製剤を使用します. 内服が困難な場合は注射剤の投
与でも大丈夫です. また，速放性製剤の効果が切れると，退薬症状が再燃す
ることがあるため，注意して経過を見ましょう. 必要な場合は，徐放性製剤の
再導入も検討します.

 私の失敗談

オピオイド中止の自己判断はNG！
　長期間オピオイドを内服していた患者が，痛みがなくなったことで痛みがよ
くなったと思い，自己判断でオピオイドを中止したところ，翌日に意識障害で
緊急搬送されてきたということがあります. そのため，患者にはオピオイドを
減量したり中止したりするときは自己判断するのではなく，必ず医師に相談し
てもらい，一緒に減量していくことを伝えることが大切です.

▶ ケミカルコーピング

　ケミカルコーピングの明確な定義はありませんが，患者が不安や不眠と
いった精神的苦痛を解消するために薬剤を使用することを指し，乱用や精神
依存の前段階と考えられています. うつ病などの精神疾患，薬物乱用歴，ア
ルコール依存症，喫煙歴の既往などがリスク因子となります. また，疼痛コ
ントロールが不良な場合もケミカルコーピングにつながる可能性があります.
そのため，オピオイドが効いているかといった評価は，ケミカルコーピング
を防ぐためにも重要となります.

Dr 森田より
　がんが「治る」ようになった時代では，初診時に疼痛のために飲んでいたオピオイドを「がんがなくなっても」他の頭痛などの痛みに内服しているような場合があります．非がん性疼痛ではケミカルコーピングが生じやすくなるので，もともとのがん疼痛がなくなったら終了していくという意識が重要です．

　また，速放性製剤は1時間おきに使用することができるため頻回使用しやすく，安心するために内服することにつながりやすいです．ケミカルコーピングのリスクがある患者に速放性製剤の使用は好ましくなく，できる限り避ける必要があります．

　ケミカルコーピングとなった場合は，オピオイドの減量もしくはオピオイドスイッチングを実施することがあります．また，オピオイドの量を減らすために，オピオイド以外の鎮痛薬の導入や放射線治療などの鎮痛法を行う検討も必要です．一度コーピングになってしまうと，そこから行動変容を促すのはむずかしく，医療者がコーピングを作らないようにすることが大切です．

 私のプラクティス

　筆者は，ケミカルコーピングを防ぐため，不安や心配が強い人に速放性製剤を導入する場合は，速放性製剤の内服可能な間隔を1時間おきではなく，2～3時間おきなど長めに設定したり，1日の投与回数を制限したりしています．また，注射剤のレスキューは速放性製剤の経口内服よりも頻回に使用することができるため，ケミカルコーピングにつながるリスクがさらに高くなります．そのため，注射剤を使用する場合は，PCAを使用せずレスキュー使用時は医療者が行うなどの対応をしています．

▶ 鎮痛耐性

　オピオイドを長期間投与していると，オピオイドの鎮痛効果が減弱し，オピオイドを増量しても鎮痛効果が増強しないことがあります．これには，オピオイドの鎮痛耐性が関与しています．オピオイドの鎮痛耐性が形成されるメカニズムは解明されていませんが，痛みの種類の変化や，オピオイド受容体や神経伝達の変性などが関与していると考えられています．

そして，オピオイドの鎮痛耐性は，オピオイドの過量投与によって形成されやすくなるため，適切な投与量を設定するように心がけましょう．

 私のプラクティス

　筆者は，漫然とオピオイドを使い続けるのではなく，痛みが落ち着けば減量を検討しています．オピオイドを減量することは増量するよりもハードルが高く，患者の不安も大きいためなかなか行うことはむずかしいですが，少しでも不要なオピオイドを減らせるように努力することが大切です．

　また，長期的にオピオイドを使用している状況で鎮痛耐性が疑われるようであれば，オピオイドスイッチングや鎮痛補助薬を追加することも考慮しています．とくに，NMDA受容体拮抗薬は，オピオイドの鎮痛耐性に拮抗し，オピオイドの必要量を減らすことができます．

 さらにレベルアップしたい人のために

オピオイドの減量は少しずつ，時間をかけて

　身体依存や耐性の項目で，「オピオイドの長期投与は避けて，可能であれば減量しましょう」と解説しました．それ以外にも，放射線治療や神経ブロックなどの他の治療法で，痛みが軽減する場合，オピオイドの減量をしなければいけない場面があります．しかし，急激にオピオイドを減量すると，退薬症状やオピオイド誘発性痛覚過敏(後述)を引き起こす可能性があります．

　オピオイドを減量する際には，少量ずつ時間をかけて減量することが必要です．オピオイドの減量法について具体的な基準はなく，退薬症状に注意しながら減量していくしかなく，患者の全身状態やオピオイドの使用経過などを考慮して個別の配慮を必要とします．筆者は，オピオイドを減量する際は血中濃度への反映が速やかな注射剤を用いて調整するのが，安全でかつ早いと考えています．

▶ 痛覚過敏

　オピオイドを投与すると逆に痛みが増悪することがあり，これはオピオイド誘発性痛覚過敏といわれています．詳しいメカニズムは解明されていませんが，NMDA受容体が関与することが考えられています．長期のオピオイド

使用患者に対して，オピオイドを急激に減量したり中止したりすることで発症すると考えられていますが，オピオイド未使用患者にオピオイドを導入した際にも認めることがあるため，注意が必要です．診断はむずかしいですが，オピオイドのレスキューによって痛みが増強し，その再現性があれば確からしいと判断することが多いです．オピオイド誘発性痛覚過敏を防ぐためには，オピオイドの急激な減量や中止を避けることが重要とされています．

 私のプラクティス

　オピオイド誘発性痛覚過敏を認めても，鎮痛のためにオピオイドを使用せざるを得ないということもあります．そのような場合は，オピオイドスイッチングが推奨されています．実際に，あるオピオイドでオピオイド誘発性痛覚過敏を認めても，すべてのオピオイドが使用できないというわけではなく，オピオイドの種類を変えることでオピオイド誘発性痛覚過敏が起こらないといったことがあります．筆者も，オピオイド誘発性痛覚過敏を認めた場合は，オピオイドスイッチングを行っています．オピオイド誘発性痛覚過敏の発生にNMDA受容体が関わっているとされることから，NMDA受容体拮抗作用を併せ持つメサドンへスイッチングすることがあります．

文献

1) 日本緩和医療学会（編）：がん疼痛の薬物療法に関するガイドライン2020年版，金原出版，2020
　▷ 緩和医療学会のHP上にて無料で閲覧できます．
2) 日本ペインクリニック学会がん性痛に対するインターベンショナル治療ガイドライン作成ワーキンググループ（編）：がん疼痛に対するインターベンショナル治療ガイドライン，真興交易医書出版部，2014
　▷ 神経ブロックなどの知識がまとまっています．

第 5 章

心強い連携

1. こんなときは薬剤師に 相談しよう！

1. 薬剤師の役割を知っていますか？　しっかり連携していくことが，より良い症状緩和のカギになるんです．
2. 薬の整理，できてますか？　「ポリファーマシー」脱却のキーパーソンは薬剤師！
3. 薬剤の相互作用，意識してますか？　困ったときには薬剤師に相談しましょう．

1 薬剤師の役割，知っていますか？

　薬剤師の役割で重要なものの1つに「疑義照会」があります．医師側からすると電話が入ったときに面倒と思ってしまうこともありますが，そこでやり取りすることで，うまく患者の症状緩和につなげていけることもあります．薬剤師の役割を再確認し，どのように連携していくのがよいかを考えていきましょう．

2 「ポリファーマシー」脱却のために

　ポリファーマシーとは，多くの薬剤を併用することによって，副作用などの有害事象を起こしてしまう状態のことをいいます．

　これまで学んだとおり，オピオイドを開始すると，副作用対策にさまざまな薬剤を使っていくことが多いです．便秘はずっと続くことが多いですが，悪心は2週間くらいで治まるといわれています．しかし，制吐目的に開始した薬剤をずっと続けてしまう…なんてこともあります．その制吐薬で錐体外路症状を引き起こした…なんてことになると，症状緩和のつもりが逆に苦しめてしまうことにもなりかねませんので，薬剤の整理が必要になります．

　その「ポリファーマシー」脱却のカギの1つが薬剤師との連携になります．

 ## 3　薬の相互作用，意識していますか？

　オピオイドの選定の際にその代謝経路を意識する必要があります．それぞれのオピオイドの代謝経路は理解できたとしても，どの薬剤とどのように影響し合うのかはなかなか把握しきれないと思います．薬剤を整理していく中で，どうしても継続する必要のある薬剤がある場合，それが何か相互作用を起こすことがないか，医師だけで判断し対処するのはむずかしいです．

　本巻は「オピオイド」が大きなテーマですが，本項ではオピオイド以外のことも含めて考えていきたいと思います．

［薬剤師の役割を知ろう！］

　突然ですが，薬剤師の仕事って何でしょう？

　「え，薬を調剤して患者さんに渡す仕事ですよね？」って多くの方は答えてしまうのかもしれません．

　薬剤師法の第1条では次のように定められています．

　　薬剤師は，調剤，医薬品の供給その他薬事衛生をつかさどることによつて，公衆衛生の向上及び増進に寄与し，もつて国民の健康な生活を確保するものとする．

　薬剤師の仕事ってかなり幅が広いんです.

　病院の薬剤師であれば調剤はもちろんですが, 処方に併用禁忌の薬剤が含まれた場合などには「疑義照会」を行ってくれます. また, 入院になった患者の検薬を行ってくれます. 他にも薬剤選択に困ったとき, 薬理学的な面からの相談に乗ってくれることもありますし, 検査データを確認し, 腎機能が悪い場合に腎代謝の薬剤の減量を行うように助言してくれるなど, 薬剤選択や副作用などで困った場合, 絶大な助っ人となってくれます.

▶「疑義照会」は薬剤師との大事なコミュニケーションの場

　薬局から薬に関しての問い合わせが入ることがあると思います.

- ・アムロジピン2.5mgを2錠で処方されていますが, 5mgの製剤もありますが変更しなくていいですか?
- ・ファモチジン20mgを1日2回で処方いただいていますが, 腎機能が低下しているので減量したほうがよいのではないでしょうか?
- ・整腸剤を細粒で処方いただいているのですが, 患者さんから粉薬が飲みにくいといわれていますので, 剤形変更したほうがよいと思います.
- ・PPIの処方いただきましたが, 他院でH_2ブロッカーの処方が出ています. 併用できないのですが, どうしましょうか?
- ・1日2回の薬ですが, 夕方の分は結構飲み忘れがあって残薬が多数あるようです.

といった感じです. ベテランの先生の中には「俺の処方にケチをつける気か!」と怒られる場合もあるようですが, 投薬内容を最終確認して間違いなく調剤し, 患者に服薬指導をしてくれるのが薬剤師の大事な仕事です. だから, 決してそのような態度をとってはいけません. 患者を守る役割を担っているのです.

　オピオイドの処方においても,「レスキューの粉薬が飲みにくいとおっしゃっています」とか,「12時間ごとの内服で, 夜に飲む薬は早く眠ってしまって飲めないこともあるようです」といった情報が上がって, 薬剤選択や調整の大きな助言となることも多いです.

私のプラクティス

～処方箋を通じたコミュニケーション～

　実際，疑義がかかる場合の中に，医師側のちゃんとした処方意図があることもあります．たとえば先ほどのアムロジピンの例は実際に過去に自分が受けたものでした．その際，

❝　血圧が夏場に下がってしまうことが去年あったので，調整
　しやすいようにあえて1錠にまとめず，2錠にしています．❞

という意図がありました．もちろん，電話を受けて直接やりとりをするのもよいですが，外来中など他の仕事の最中にかかってくるとやはり対応がむずかしいときもあります．

　そこで，「これはきっと薬剤師さんからツッコミがくるだろうな」と思う内容をあえて処方する場合には処方箋に上記のようなコメントを残すようにしています．もちろん，カルテにもその意図を記載して他の医師や看護師，院内の薬剤師などもわかるようにしておきますが，院外の調剤薬局の場合はカルテを見ることはできません．

　電話や直接のやり取りではなくても，「処方箋を通じたコミュニケーション」も大事です．とくに院外の薬局の場合，直接薬剤師と会わない場合がほとんどです．だから疑義照会って薬剤師はやはり緊張するんですよね．このようなコミュニケーションをとっていると，その心理的なハードルも下がって，その結果，患者のために良い薬剤調整につながっていきます．

Column

薬剤師には言えることもある

　以前，薬局からの疑義照会でこんなことがありました．

❝　患者から「先生には言えなかったけど，実は最近，結構痛みが強く
　なっているんだよね」と訴えがありました．疼痛コントロールをも
　う少ししてあげたほうがいいんじゃないでしょうか？❞

　自分としては，痛みについてもしっかり確認して，増量しなくても大丈夫というつもりで処方箋を出していました．しかし，まだ自分はその患者を担当したてで，薬を貰いに行った調剤薬局はその患者が長年利用しているところでし

た．だから，以前からの馴染みの薬剤師には本音を言えたんでしょうね．

　患者によっては，医師になかなか本音を語れない人もいますし，薬を増やされるのが嫌で症状を訴えない人もいます．しかし，薬剤師など他職種には本音をポロッと出してくれる場合も少なくありません．やっぱり多職種連携って大事だよなと痛感した一件でした．

［「ポリファーマシー」脱却のために］

　ポリファーマシーという言葉を最近耳にすることが多くなったのではないでしょうか？

　これは，「Poly」+「Pharmacy」で多くの薬ということですが，実際の意味は多くの薬を飲むことで副作用などの有害事象を起こしてしまうことです．

　そのため，何かの症状が起こった場合，それが**薬剤性ではないか？**と考えることが大事になります．そんなときに大きな味方となってくれるのが薬剤師です．

▶ 薬剤師は不要な薬を見抜いてくれる！

　医師は症状や疾患に対して薬剤を処方していくので，「足し算」の発想をする人が多いです．とくに医師の中には他で出ている処方を気にせずに自分の領域で必要な薬剤を処方してしまう人は残念ながら多いです．だからポリファーマシーが問題になるわけです．

　一方，薬剤師は「引き算」の発想をする人が多いです．他の医療機関で処方されている薬剤も確認してくれますので，医師が把握していない薬剤内容から，患者の訴えは他の薬剤が原因ではないかと指摘してくれることが多いです．

　多剤併用はどうしても必要な薬剤の場合には仕方がないこともあります．しかし，高齢者や担がん患者の場合，全身状態が以前よりも低下してしまい，有害事象が起こりやすくなってしまいます．そのため，そうなる前に不要な薬を見直していく姿勢が大事です．

　入院でその患者を受け持つ場合，介入当初にお薬手帳などで現在の内服

薬を確認すると思いますが，そこが一番の腕の見せどころになります．また，外来や在宅であっても，他の医師や医療機関から引き継いだときが介入のチャンスです．

医療機関A
- ・オキシコドン徐放錠 5mg，2錠，分2，8時，20時
- ・ランソプラゾール OD 錠 15mg，1錠，分1，朝
- ・ゾルピデム OD 錠 5mg，1錠，分1，就寝前

医療機関B
- ・アムロジピン錠 5mg，1錠，分1，朝
- ・アトルバスタチン錠 5mg，1錠，分1，夕
- ・ロキソプロフェンナトリウム 60mg，3錠，分3
- ・レバミピド 100mg，3錠，分3

たとえば，このような処方はよく見ます．レバミピドはNSAIDsの副作用対策としてよく処方されていますが，実際には胃潰瘍予防のエビデンスは低いとされます．PPIが推奨されますが，よく見ると他院ですでに逆流性食道炎に対してPPIが処方されていた，なんてことはよくあります．この場合はランソプラゾールの処方がありますから，レバミピドを中止します．

　緩和ケア領域でNSAIDsを導入することはもちろんよくありますし，ステロイドやオピオイドの開始に当たって，胃粘膜の副作用予防でPPIを導入することも多いです．

　また，がん治療で抗がん薬と一緒に開始になっていたステロイドが治療終了後も続いていた，なんてこともよくあります．

---

①現在の処方内容
- ・プレドニン® 5mg，2錠，分1，朝食後
- ・ロキソプロフェンナトリウム 60mg，3錠，分3，毎食後
- ・レバミピド 100mg，3錠，分3，毎食後

②前立腺がん治療中の処方内容
- ・ザイティガ®錠 250mg，3錠，分1，朝食後
- ・プレドニン® 5mg，2錠，分1，朝食後
- ・ロキソプロフェンナトリウム 60mg，3錠，分3，毎食後
- ・レバミピド 100mg，3錠，分3，毎食後

　たとえば，前立腺がんの治療をしていた患者が緩和ケア目的に紹介を受けて，お薬手帳を確認すると上記の①でした．プレドニン®の処方意図がわからなかったのですが，以前のお薬手帳（上記の②）を確認すると，ザイティガ®という治療薬が入っていました．ザイティガ®中止後もプレドニン®が中止されずに続いていたことがわかりました．

　倦怠感などでステロイドを使うこともあるので，症状によっては続けることもあります．ただ，介入した時点で処方されている場合は，必ずその処方意図を確認することが大事です．

▶「処方のカスケード」を見逃すな！

　薬には副作用が必ずあります．起こることの少ないものであれば症状が出ない限り様子見になることがありますが，オピオイドによる便秘のように高頻度の場合には薬剤的な介入が行われます．

　たとえば薬剤Aによってある副作用が起き，その対応のために別の薬剤Bを処方し，その薬で別な副作用が起きたのでさらに薬剤Cを…というように薬剤の処方が連鎖してしまうことがあります．このような状況はよく「処方のカスケード」と呼ばれます．

　ここでは薬剤Aの問題となる副作用の少ない別の薬剤に変更したら，以降のB，C…の薬を中止できることになります．

・アダラート®CR錠 40mg，1錠，分1，朝食後
・芍薬甘草湯エキス 2.5mg，3包，分3，毎食前
・フロセミド 40mg，1錠，分1，朝食後
・アスパラカリウム錠 300mg，3錠，分3，毎食後

　たとえば，このような処方ではよく見ると芍薬甘草湯により，カンゾウの偽アルドステロン症で血圧の高値や浮腫が起きている可能性があります．浮腫のためにループ利尿薬のフロセミドが出され，その副作用で低カリウム血症になりアスパラカリウムが処方されたのだと考えられます．芍薬甘草湯→フロセミド→アスパラカリウムのカスケードになっていたということです．アダラートもカルシウム拮抗薬で浮腫の副作用が知られていますから，このカスケードにさらに影響を与えている可能性があります．

　なかなか医師だけだとそこに気づかないことがありますので，処方の
チェックを薬剤師に依頼して，このようなカスケードの状況がないかを確認
してもらうことが重要です．

　なかには薬剤Aを中止しているにも関わらず，副作用対策の処方（B，C）
が継続されてしまっていることがあります．いま出ている処方だけではそこ
はわかりにくいので，過去の薬歴も含めて調べていくことが大事です．わか
らない場合は薬剤師に処方した医療機関や調剤薬局に確認してもらい，きっ
かけとなった薬剤を確認してもらうこともあります．

［薬の相互作用を意識しよう］

　薬の相互作用としてよく知られているものにワルファリンがあります．ワ
ルファリン投与中の患者にNSAIDsや抗菌薬を処方した場合，PT-INRが著
明に延長することがあります．これはNSAIDsが主に肝臓で代謝され，同一
酵素によって代謝される薬剤と併用された場合，代謝過程での相互作用によ
り，薬剤の血中濃度が上がるためです．

　オピオイドでもCYP（cytochrome P450）という薬物代謝酵素に依存するも
のとそうでないものがあり，薬物相互作用を気にする必要があります（**表1**）．

　CYP2D6は抗うつ薬との相互作用でコデインやトラマドールの作用が増強
することが知られています．他の薬剤については後述します．

▶ 薬剤師に相互作用をチェックしてもらうのも一つの手

　他の薬剤で影響を受けるものをすべて挙げる…なんてことはむずかしいで
すよね．しっかり普段から意識している医師ならよいですが，正直そのへん
は苦手な方も多いでしょう（少なくとも筆者はそうです）．

表1　オピオイドの代謝経路

代謝経路	オピオイド
グルクロン酸抱合	モルヒネ，ヒドロモルフォン，タペンタドール
CYP2D6	コデイン，トラマドール
CYP3A4	オキシコドン，フェンタニル，メサドン

　ガイドラインでは**表2**に示すような相互作用が掲載されています．かなりいっぱいありますよね．

　ただ，オピオイドの選定にあたって，効果が減弱するのは困りますので，薬剤整理をした結果，やめられない薬の中にオピオイドの作用に影響するものがないかを薬剤師に確認してもらうのは1つの方法です．

▶ 処方選択では薬剤師に協力してもらう

　さまざまな痛みの要因があって，複数の鎮痛薬を使わざるを得ないことは緩和ケアでよくあります．とくに薬の切れ目の痛みがある場合など，対応に悩むことは多いです．その場合，薬剤師と協力して薬の選択をするとうまくいくことがあります．1つの例として筆者が経験した事例を共有します．

───── ❧ 私のプラクティス ❧ ─────

～作用時間や半減期を考えた処方の選択～

　以前担当した患者で，難治性の痛みに悩まされていた方がいました．複数の痛みがあり，オピオイドや鎮痛補助薬も使用していましたが，それらでは抑えきれない痛み―だいたい決まった時間に突出痛のような痛みが出ていました．オピオイドを増やしても眠気が強くなってしまい，楽しみにしている家族との面会の時間を過ごせなくなってしまいました．レスキューを投与しても効果が薄く，薬へのこだわりも強い人だったので，対応にも困っていました．

　そこで，薬剤師と相談しながら薬剤調整を行っていたところ，NSAIDsの薬効が切れる時間に痛みが増強することがわかりました．そこで，薬剤師が薬の半減期などをもとに，痛みが出る時間と薬の関係を表にして患者に渡してくれました．それをもとに，痛みがいつも出る前にアセトアミノフェンの点滴を行うことで痛みがなく過ごせるようになるのではないかと提案してくれて，試すことになりました．実際行ってみると悩まされていた痛みが落ち着きました．

　もちろん，薬効の面から投薬プランを考えてくれて効率的に薬が投与できたことが大きかったですが，わかりやすく説明してくれた薬剤師への信頼からのプラセボ効果も少し加わったのかもしれません．

　それと，チームみんなで関わっているということも患者の安心感につながったのではないかなと考えています．

表2 主なオピオイドの相互作用

併用薬 ＼ 主なオピオイド	モルヒネ	オキシコドン	フェンタニル	タペンタドール	ヒドロモルフォン	メサドン	予想される臨床症状
中枢神経抑制薬（フェノチアジン誘導体，バルビツール酸誘導体など）	+	+	+	+	+	+	中枢神経抑制作用の増強（傾眠，呼吸抑制など）
抗コリン作用を有する薬剤	+	+	+	+	+	+	抗コリン作用の増強（イレウス，尿閉など）
麻薬拮抗性鎮痛薬（ブプレノルフィン，ペンタゾシン）	+	+	+	+	+	+	μオピオイド受容体の部分作動作用によるオピオイドの効果減弱
クマリン系抗凝血剤（ワルファリン）	+	+			+		PT-INRの延長（機序不明）
CYP3A4阻害作用を有する薬剤（ボリコナゾール，イトラコナゾール，フルコナゾール，リトナビル，クラリスロマイシンなど）		+	+			+	オピオイド代謝阻害によるオピオイドの作用増強
CYP3A4作動作用を有する薬剤（リファンピシン，カルバマゼピン，フェニトインなど）		+	+			+	オピオイド代謝誘導によるオピオイドの作用減弱
SSRI，SNRI，MAO阻害薬			+	+		+	中枢セロトニン濃度の上昇によるセロトニン症候群
ジドブジン	+					+	ジドブジンの作用増強
プロベネシド				+			グルクロン酸抱合阻害作用によるオピオイドの作用増強
QT延長を起こす薬剤						+	QTを延長させ，不整脈の誘発
低カリウム血症を起こす薬剤						+	低カリウム血症による不整脈の誘発
尿アルカリ化を起こす薬剤						+	尿のアルカリ化による尿排泄率の低下によるオピオイドの作用増強

※タペンタドールとMAO阻害薬のみ併用禁忌，他は併用注意
PT-INR：プロトロンビン時間国際標準比，SSRI：選択的セロトニン再取り込み阻害薬，SNRI：セロトニン・ノルアドレナリン再取り込み阻害薬，MAO：モノアミン酸化酵素

［日本緩和医療学会（編）：がん疼痛の薬物療法に関するガイドライン2020年版，金原出版，p72，2020より許諾を得て転載］

Column

〜薬剤師をエンパワーメントするために〜

　ここまで薬剤師との連携の例を示してきました．これは筆者の勤務先では以前からそのようなことがしやすい文化があったのが大きいです．

　ただ，薬剤師側からすると，医師に処方提案することはなかなかハードルが高いと思います．疑義照会で医師から文句を言われた経験のない薬剤師はいないでしょう．そのため，身近な薬剤師はなかなか主体的に患者に関わってくれない，ということも多いかもしれません．

　カンファレンスに参加してもらって，その場で意見を求めたりというのも方法の1つだと思います．しかし，いきなり参加してもらっても戸惑われることが多いでしょう．

　筆者がこれまでに心がけてきたのは，日頃からなるべく自分で出向いて直接相談することです．言わば「専門家である薬剤師に教えを請いに行く」姿勢です．やはり薬に関しては医師より薬剤師のほうが知識も豊富です．薬理作用や相互作用の観点から考えてくれて，そのアドバイスに従ったことでうまくいったことは数え切れません．

　病院であれば，病棟担当の薬剤師とよくやり取りしましたし，診療所勤務のときも門前薬局に電話するだけでなく，出向いて実際の薬剤を見せてもらいながら相談することも多かったです．

　そのような関わりを重ねるうちに，電話や文書だけのやり取り以上に相手の心理的ハードルが下がって，疑義照会もためらわずにしてくれたり，逆に薬剤師から相談を受けるようなことも出てきました．一緒に勉強会を開いて知識を深めていく機会を持つこともありました．

　お互いに意見を出しやすい雰囲気づくりをしていくことで，より良い薬剤選定につなげていけます．結局，それが患者のためになるんですよね．

文献

1）今井博久ほか（編）：解消！ポリファーマシー 上手な薬の減らし方，じほう，2016
　　▷ 処方例を通じてポリファーマシーへの介入が学べる本です．

2. 看護師と一緒に 取り組むべきこと

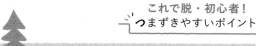

これで脱・初心者！
つまずきやすいポイント

① 看護師との役割の違いを認識し，看護師のアセスメントの視点を知りましょう．
② 看護師と意見が異なるとき，論破しようと戦ってはいけません．
③ 看護師へのフォローも大切な仕事です．ともに高め合っていきましょう．

① 看護師のアセスメントの視点を知る

看護師がどう評価しているかということもこの機会に知っておきましょう．医師と似たような視点もあれば，医師があまり気にしていないところも評価しています．

② 看護師を論破しようと戦わない

看護師と薬の使用などをめぐって，意見が合わないときがあります．その際にどのように対処していくのがよいのでしょう？　実際のカンファレンスなどでどうしているかを確認していきましょう．

③ 看護師へのフォローも大切な仕事

　緩和ケアに慣れている看護師であれば，逆に慣れていない医師が教わることが多いです．ただ，急性期病院では緩和ケアに携わることが少なく，看護師の経験の少ないことも多いです．その場合，チームで高め合っていくことが大事になります．また知識面だけではなく，メンタル面のフォローも重要です．

［看護師のアセスメントって何を見ているのでしょう？］

　患者が痛かったり，苦しかったりしているとき，多くの場合に関わるのは看護師です．オピオイドを増量する指示はもちろん医師が出すことになりますが，レスキューの使用は「約束指示」の形で出しておき，看護師の裁量で行うことがほとんどです．そのため，薬が効いているかどうかの判断は，患者の自覚症状はもちろんですが看護師の他覚的所見による部分も大きくなってきます．

　また，せん妄などの副作用についても看護師の観察が非常に重要です．所見のカルテ記載の確認はもちろんですが，担当の看護師と極力直接対話して情報収集することが大切です．

　看護師の大きな役割の1つは**アセスメント**です．

　たとえば，患者の日常生活を支えるためのアセスメント項目として表1のようなものがあります．

　医師が確認するのと同じような項目もありますが，安全面や家族のことなど，より幅広い視野に立っています．

　もちろん，ここに挙げたのは一例で，痛みやさまざまな身体症状に対してのアセスメントも行われます．

　医師が「治療に必要だから」と処方した薬剤に眠気の副作用がある場合，転倒リスクが高い患者であれば別の処方にしたほうがいいですよね．その場合，

表1	患者の日常生活を支えるためのアセスメント項目

①**病気の進行状況と予後**
②**患者の病状認識と受け止め**
③**精神状態**：死への恐怖や不安，孤独感などを抱いていないか
④**全身状態**：エネルギーを消耗する感染兆候の有無，痛みや他の症状の有無
⑤**患者の自立度**：身の回りのことがどこまで自分でできるか
　・物を持てなくなったり，手先の細やかな動作ができなくなったりすると，洗面・食事・排泄・保清などの動作に介助が必要になる
　・意識障害を伴う場合は，危険を避けるために全面介助を行う
⑥**患者の認知・知覚障害の有無**：自分の異常や危険を知らせることができるのか，自立度への影響
⑦**安全面から見た安静度**：疾患からくる安静度の制限があるのか，骨転移の有無と部位
⑧**日常生活の習慣や方法，好み，こだわりなど**
　・患者の好みや生活習慣と病状のアセスメントに基づき，おのおのの援助内容を検討し看護計画を立案する．さらに，図に示したり，簡潔に手順を記載してベッドサイドに表示すると，患者のケアにかかわる誰もがスムーズにできる
⑨**日常生活の生活環境**：部屋の配置，ベッドやトイレの位置，段差の有無，物品や補助具の使用の有無
　・歩行が困難になると自力での行動範囲が制限されるため，杖，車いすやストレッチャーなどによる移動が必要になる
⑩**家族の思い**：ケアに参加したいと考えているか

［梅田　恵ほか(編)：看護学テキストNiCE緩和ケア，改訂第2版，南江堂，p57-58，2018より引用］

「この患者さん，何とか自分で歩いてトイレに行こうとするし，眠気がある薬だと1人で転んじゃうんじゃないか心配です」なんて言われてしまうことがあります．

　もちろん，医師もそのような点を気にしたほうがよいのは間違いないのですが，そこまで医師が確認できないこともありますから，処方の際，「この薬，眠気出るけど大丈夫そうですか？」と看護師に確認するのも1つです．

　医師の診断や評価と看護師のアセスメントとを組み合わせて，より良いケアにつなげていきましょう．

［看護師と意見が合わないときにどう対処するか？］

▶ 看護師のアセスメントと医師の臨床判断，どっちが大事？

　緩和ケアの場に限らず，看護師と意見が異なる場合はよく出てくると思います．患者と接している時間を比較すれば，医師よりはるかに長い時間看護師の方が接しています．ですから，痛みが起きたとき，実際に薬剤を投与し

ている看護師のほうが薬剤の効果を他覚的に判断してくれます.

　何か変だなと思ったとき，やはり確認するのは看護師のアセスメントです．バイタルサインはもちろんですが，普段接しているときと何となく違う，というのも実は大事なことがあります．実際その気づきから，画像検査してみると Trousseau 症候群による脳梗塞を認めたということもありました．やはり接している時間が長い分，医師よりも異変に気づくことがあります.

　意見が異なるとき，検査などの臨床所見で判断を下すのはやはり医師の仕事です．もし意見が異なるのであれば，きちんと医師としての判断の根拠を説明したうえでディスカッションしていくことが大事です.

　このとき，決して「看護師を論破しよう」とか考えては絶対にダメですよ．相手にしているのは看護師ではなくあくまで「患者のつらい症状」です．看護師はやはり「患者のためにどうしたらよいか」ということを医師以上に気にしていると思います．そのための原因追求をしっかりやっていきましょう.

　結局は看護師のアセスメントも医師の臨床判断も，どちらも大事なのです.

▶ エビデンス？　ナラティブ？　—disease か？　illness か？

　EBM という言葉が最近はもう当たり前のように使われるようになってきました．なかには患者からも「エビデンスはどうなんですか？」という言葉も出ることが珍しくなくなりました.

　緩和ケアセッティングはもちろん医学的所見も大事にしていますが，患者や家族の思いをとても大事にしています．いわゆるナラティブな面です．一方で急性期メインの病棟だと，患者の思いより，医学的なことが優先される場合があります.

　患者を診る視点としてその人の**疾患(disease)**に focus を当てるか，それとも痛みなどの症状だったり，疾患に隠れた背景の部分の**病い(illness)**だったりに focus を当てるかでも変わってきます．とくに緩和ケアは疾患そのものの治療というより，illness の面が重視されます.

　以下のような例を考えてみましょう.

❶ 症例

・・

　80歳女性．糖尿病性腎症で5年前から透析が導入されている．1年前に直腸がんの診断を受け，透析中でもあったため，全身状態も考慮して手術や化学療法は行わず，BSC方針となっていた．疼痛増強あり，ADLも低下してきたことから透析の継続と疼痛コントロール目的に入院となっていた．

　徐々に全身状態が低下し，腫瘍からの出血と思われる貧血が進んできておりHb 6.8まで低下していた．患者からは「別に長生きしたいわけじゃない．でも，透析はやめるとすぐ死んじゃうよね．せっかく頑張ってきたからギリギリまで続けたい」とお話しされている．まだ経口摂取はできている．

・・

　病棟看護師は「透析は本人の希望があるから続けてあげたい．でも，もう輸血まではしなくてもいいんじゃないか」と考えていました．一方で医師は「輸血をしなくては透析の継続が危険になる．輸血しないのであれば，血圧が保てず危険な状態になる可能性が高い」との立場でした．今後の方針をどう決定していきますか？

　病棟の看護師はillnessの面を，医師はdiseaseの面を心配しての発言です．どちらの立場もわかるんですよね．こういうとき，どのように話し合っていきますか？　お互いの主張を通していっても話は平行線ですし，もしかすると「透析の差し控え」という倫理的な判断が求められることもあります．

❷ 臨床倫理4分割カンファレンス

　このような場合に行う方法の1つが「臨床倫理4分割カンファレンス」です（表2）．

　Jonsenらが1992年，著書『Clinical Ethics』にて示した倫理的な症例検討の考え方で「医学的適応」「患者の意向」「QOL」「周囲の状況」という4つの項目の検討を実施します．

　医学的適応⇨患者の意向⇨周囲の状況⇨QOLの順番に話すことが多いです．ホワイトボードなどに事前に4つに分けた表をつくっておいて，カンファレンスの前に参加者に書いてもらいます．そこを実際の話し合いで深めたり，

表2　症例検討シート

医学的適応（Medical Indications）善行と無危害の原則	患者の意向（Patient Preferences）自立性尊重の原則
1. 患者の医学的問題は何か？　病歴は？　診断は？　予後は？ 2. 急性か，慢性か，重体か，救急か？　可逆的か？ 3. 治療の目標は何か？ 4. 治療が成功する確率は？ 5. 治療が奏功しない場合の計画は何か？ 6. 要約すると，この患者が医学的および看護的ケアからどれくらい利益を得られるか？　また，どのように害を避けることができるか？	1. 患者には精神的判断能力と法的対応能力があるか？　能力がないという証拠はあるか？ 2. 対応能力がある場合，患者は治療への意向についてどう言っているか？ 3. 患者は利益とリスクについて知らされ，それを理解し，同意しているか？ 4. 対応能力がない場合，適切な代理人は誰か？　その代理人は意思決定に関して適切な基準を用いているか？ 5. 患者は以前に意向を示したことがあるか？　事前指示はあるか？ 6. 患者は治療に非協力的か，または協力できない状態か？　その場合，なぜか？ 7. 要約すると，患者の選択権は倫理・法律上，最大限に尊重されているか？
QOL（Quality of Life）善行と無危害と自律性尊重の原則	周囲の状況（Contextual Features）忠実義務と公正の原則
1. 治療した場合，あるいはしなかった場合に，通常の生活に復帰できる見込みはどの程度か？ 2. 治療が成功した場合，患者にとって身体的，精神的，社会的に失うものは何か？ 3. 医療社による患者のQOL評価に偏見を抱かせる要因はあるか？ 4. 患者の現在の状態と予測される将来像は延命が望ましくないと判断されるかもしれない状態か？ 5. 治療を辞める計画やその理論的根拠はあるか？ 6. 緩和ケアの計画はあるか？	1. 治療に関する決定に影響する家族の要因はあるか？ 2. 治療に関する決定に影響する医療者側（医師・看護師）の要因はあるか？ 3. 財政的・経済的要因はあるか？ 4. 宗教的・文化的要因はあるか？ 5. 守秘義務を制限する要因はあるか？ 6. 資源配分の問題はあるが？ 7. 治療に関する決定に法律はどのように影響するか？ 8. 臨床研究や教育は関係しているか？ 9. 医療者や施設側で利害対立はあるか？

［Jonsen ARほか（著），赤林　朗ほか（監訳）：臨床倫理学，改訂第5版，新興医学出版社 p13，2016より引用］

新たな情報をつけ足したりします．

　大事なのは「正解のある問題ではない」ということです．だから，どうすることが患者や家族のためなのかということがディスカッションのメインになります．

　先ほどの症例で考えてみましょう．4分割表をもとにディスカッションしたら表3ができたとします．

　話し合っている中で，事前情報になかった情報や家族関係，本人の意向な

表3	4分割カンファ例

医学的適応	患者の意向
・糖尿病性腎症で5年前から透析中 ・直腸がん，全身状態から手術適応なくBSC方針 ・疼痛増強ありコントロール目的に入院 ・腫瘍からの出血でHb 6.8 g/dLまで低下 ・まだ経口摂取できている.	・本人の意向は確認可能 「別に長生きしたいわけではない」 「透析はできるだけ続けたい」 「でも，苦しい思いをするのは嫌かな？」
QOL	周囲の状況
・まだADL自立しており，痛みが落ち着いたら退院できそう ・月単位の予後が見込めそうであり，今後，貧血進行での呼吸困難が起こりうるが，輸血がその予防につながりそう ・輸血を行ったほうが，透析も安全にできそう ・輸血して透析を実施	・夫と長男夫妻，孫2人と同居中 ・家族関係は問題なし ・家族も協力的 ・宗教的問題での輸血拒否はなし

ども出てきています．その情報をもとに方針を考えていくことができるわけです．

表3に示したほかにも「透析も負担になっているのであれば，本人の意向も配慮して回数を減らすのはどうだろうか？」「腎性貧血もあるだろうから，その治療強化はできないか？」など色々なアイディアが出てくるかもしれません．

医師でも看護師でも，1人で抱え込んでしまう人，いますよね？　このようにして医療者の負担を軽くしていくことが大事なのです．

この紙面ではさまざまなケースについて記載するのはむずかしいため，参考文献を示しますので，各ケースについて考えてみたり，実際にカンファレンスをやってみたりするとよいと思います．

緩和ケアに慣れていない看護師でも，ともに高めあっていくには？

▶ 医師からの指示の工夫とも

ホスピスなど，緩和ケアに慣れている病棟であれば指示出しすれば意図をくみ取って，ある程度やってもらえますが，不慣れな病棟ではちょっとした

ことでもどうしたらよいか看護師が困ってしまうことがあると思います.

　たとえば, オピオイドのスイッチングを行うとき, 薬をやめたり開始したりするタイミングを1つ1つ確認しないと心配になると思います.

　オピオイドスイッチングの項で説明しましたが, 実際に変更するときにもこんなカルテ記載をしています.

● オキシコンチン®TR 40mg/日(1日2回, 8時, 20時)からナルサス®へ変更
　換算表よりナルサス®12mg/日に相当. 等量換算で変更
　20時にオキシコンチン®TR 20mg内服(これでオキシコンチン®TRは終了)
　翌日8時よりナルサス®錠12mg内服開始
　以降24時間ごとに内服継続
　レスキュー　ナルラピド®2mg

　第2章3では説明の便宜上「Step 1…」とか書いていましたが, 実際にはほぼカルテに書く指示そのままの内容なのです. 麻薬の処方や変更に関わるところで間違いがあると, 呼吸抑制など大きな副作用が起きてしまうことが懸念されるため, ミスなく, わかりやすく指示を出していくことが大事です.

　また, 指示変更の際も, そのように至った根拠を残しておくようにします. 根拠の記載があれば, 看護師を始めとする他職種の方々との議論にも役立っていきます. そこに看護師のアセスメントを加えてより良い薬の調整につながるはずです.

　緩和ケアに不慣れな病棟であってもともに勉強して成長していくことで, 患者へのケアの質も高まると思います.

▶「振り返りカンファレンス」

　緩和ケアをやっていると大半が患者の最期に直面します. 患者・家族の満足する最期となることもありますが, 急変で亡くなることもあります. なかには一時退院予定だったのに, その前に急な状態悪化が起きてしまったなど, 「あの時こうしておけば」と思うこともあります. そのため, 今後関わる患者に同じ思いをさせないように, 亡くなった患者についてのカンファレンスを行うことがあります.

　病院によっては「デスカンファレンス」ということもあるかもしれません.

「デス」という言葉の響きが強いので，筆者の勤務先では「振り返り」という言葉を使っています．

とくに決まった形式があるわけではありません．ただ，大事なこととしては，何か失敗をとがめたりする場ではないということです．もちろん，「もう少し早めにあの薬を投与しておけば…」というようなことも出てきますが，どちらかというと，患者との思い出話をしたり，イベントのときの写真を見ながら振り返ったりすることが多いです．

他の患者のこれからのケアにつなげていくというのも大事なポイントですが，「**関わったスタッフのグリーフケア**」という一面が大きいと思っています．

看護師に限らず，緩和ケアの現場ではシビアな話を伝えたり，厳しい病状の場面に遭遇したりすることも多いため「感情労働」ともいわれています．

とくに直接関わる看護師にはメンタル面での負担も大きいので，定期的に振り返りの場を持っていくのは大切だと思います．

▶ 勉強会

PEACE[4]など，多職種で参加できる緩和ケアの勉強会もありますが，オピオイドの使用などは実際に慣れていないと忘れてしまいますよね．もし慣れていない看護スタッフが多いのであれば，実際に緩和ケアの必要な患者を担当しているときにミニ勉強会を適宜開くというのも効果的だと思います．

シリンジポンプやテルフュージョン™ポンプの使い方であれば病院のCE（臨床工学技士）に講師をお願いすることもありますし，薬のことであれば薬剤師に講師をお願いすることがあります．

また，訪問診療を行うクリニックであれば，連携する調剤薬局や訪問看護師と一緒に勉強会を開くことがあります．

集まっての勉強会がむずかしくても，オンラインの会議システムで行って，その録画を当日参加できなかった人とシェアするということもやりやすい時代になりました．

緩和ケアは医師だけ，看護師だけで成立するものではありません．他の機関とも連携が必要です．顔の見える関係だけでなく，「腕の見える関係」を作っていくことも大切なことです．お互いにレベルアップしていくことが大事です．

文献

1) 川口篤哉：モヤモヤよさらば！　臨床倫理4分割カンファレンス．週刊医学界新聞，医学書院，
   ＜https://www.igaku-shoin.co.jp/paper/series/153＞
   ▷ モヤモヤする事例を研修医と指導医の対話形式で考えていくという連載です．

2) 日本臨床倫理学会（監修）：臨床倫理入門，へるす出版，2017
   ▷ 臨床倫理についてケーススタディを通して基本を学べる本です．倫理カンファレンスに慣れていない方
   は，まず読んでみるとよいと思います．

3) 舛田能生子：終末期医療にかかわる医療者のケア．Gノート **5**：1080-1084, 2018
   ▷「終末期を考える」の記事です．看護師の視点から緩和ケアで感じるストレスなどについてまとめられて
   います．

4) PEACE（Palliative care Emphasis program on symptom management and Assessment for Continuous
   medical Education）プロジェクト，日本緩和医療学会，＜http://www.jspm-peace.jp/＞
   ▷ 日本緩和医療学会で実施している緩和ケアの教育プログラムです．座学部分がe-learning化されてお
   り，登録すれば無料で見ることができます（2022年12月現在）．

索　引

ようこそ緩和ケアの森
オピオイドの使い方

2023 年 7 月 10 日　第 1 版第 1 刷発行	シリーズ監修　　森田達也
2024 年 5 月 20 日　第 1 版第 2 刷発行	シリーズ編集　　柏木秀行
	著　　　　者　　中山隆弘，名越康晴，
	平塚裕介
	発行者　小立健太
	発行所　株式会社 南江堂
	✉113-8410　東京都文京区本郷三丁目 42 番 6 号
	☎(出版)03-3811-7198　(営業)03-3811-7239
	ホームページ　https://www.nankodo.co.jp/
	印刷・製本　永和印刷
	装丁　渡邊真介

How to Use Opioids : Welcome to the Woods of Palliative Care
© Nankodo Co., Ltd., 2023

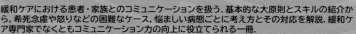